蝶变的旅程
百图读懂更年期

主编　陶敏芳

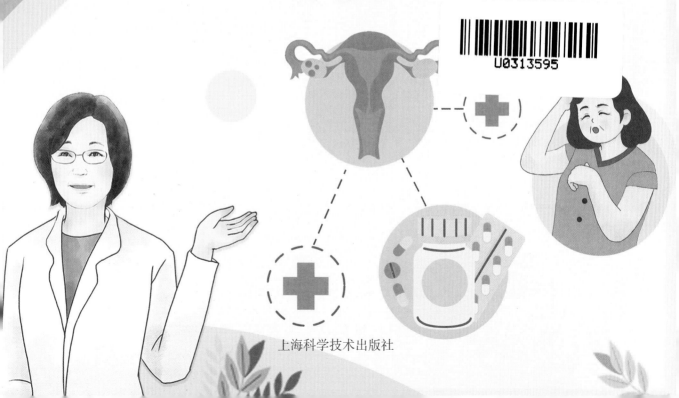

上海科学技术出版社

图书在版编目（CIP）数据

蝶变的旅程 : 百图读懂更年期 / 陶敏芳主编. --
上海 : 上海科学技术出版社，2024.6
ISBN 978-7-5478-6637-5

Ⅰ. ①蝶… Ⅱ. ①陶… Ⅲ. ①女性－更年期－卫生保
健－普及读物 Ⅳ. ①R173.4-49

中国国家版本馆CIP数据核字(2024)第096076号

蝶变的旅程：百图读懂更年期

主编 陶敏芳

上海世纪出版(集团)有限公司 出版、发行
上 海 科 学 技 术 出 版 社
（上海市闵行区号景路 159 弄 A 座 9F-10F）
邮政编码 201101 www.sstp.cn
江阴金马印刷有限公司印刷
开本 889×1194 1/24 印张 5.5
字数：100 千字
2024 年 6 月第 1 版 2024 年 6 月第 1 次印刷
ISBN 978-7-5478-6637-5/R·3013
定价：68.00 元

内容提要

随着社会老龄化加剧，女性平均期望寿命已超过 80 岁，其中超过 30 年在绝经后度过。此阶段，女性健康状况逐渐衰退，慢性疾病风险增加。更年期是中老年女性健康问题防治的关键时期，然而，我国女性对更年期保健知识了解不足。

针对这一现象，主编依托近 20 年的临床经验和研究，以绘本的形式撰写了这本科普书。本书共分五部分，主要围绕更年期女性机体的变化，重点就如何科学地预防和治疗绝经前后出现的健康问题进行科学普及。针对更年期女性的特点，本书采用生动的漫画形式，结合简洁、通俗的文字，将更年期相关保健知识娓娓道来。

本书版面活泼、生动，引人入胜，趣味性和可读性强，可为所有关心自身健康的女性，尤其是围绝经期的人群提供帮助。

编者名单

主　　编　陶敏芳

副 主 编　周　杨

编　　者　金　凤　李长滨　马　莉

　　　　　　竺闻雷　周　妍　秦广益

整体设计　上海灏医文化传播有限公司

前　言

随着人类期望寿命的延长，提高人口的健康期望寿命是现代医学的关注重点。影响中老年女性的主要健康问题包括：绝经综合征、绝经后骨质疏松、心脑血管疾病、认知障碍等。更年期是女性全生命周期中的一个重要时期，也是女性健康状况的重要转折期和慢性疾病预防的关键期。然而，受长期"重疾病治疗、轻疾病预防"观念的影响，对更年期这个自然时期，很多女性采取的是顺其自然的方式，对该时期出现的症状以"忍"为主，对未来会出现的绝经后骨质疏松、心脑血管疾病没有预防意识，对能够大概率解决绝经相关健康问题的绝经期激素治疗感到恐惧，持抵制的态度。为此，本专科团队，依据近20年的临床经验和对患者的需求调查，编撰了图文并茂的科普图书《蝶变的旅程：百图读懂更年期》，旨在向中老年女性普及更年期保健知识，让她们接受科学的保健理念，提升生命质量、延长健康期望寿命。

本书共分为五部分：更年期基本知识、更年期健康问题、绝经后骨质疏松、绝经后血管疾病、更年期激素问题。本书通过传统与创新相结合的方式，以漫画＋文字的形式呈现，在每一部分后还有要点提示作为总结，以期让更多的读者获益。

由于编者水平有限，书中难免存在不足之处，恳请读者指正。

陶敏芳

2024 年 4 月

目　　录

第三部分　绝经后骨质疏松——更年期骨质我来壮

第四部分　绝经后血管疾病——更年期血管我来通

第五部分　更年期激素问题——更年期激素我可控

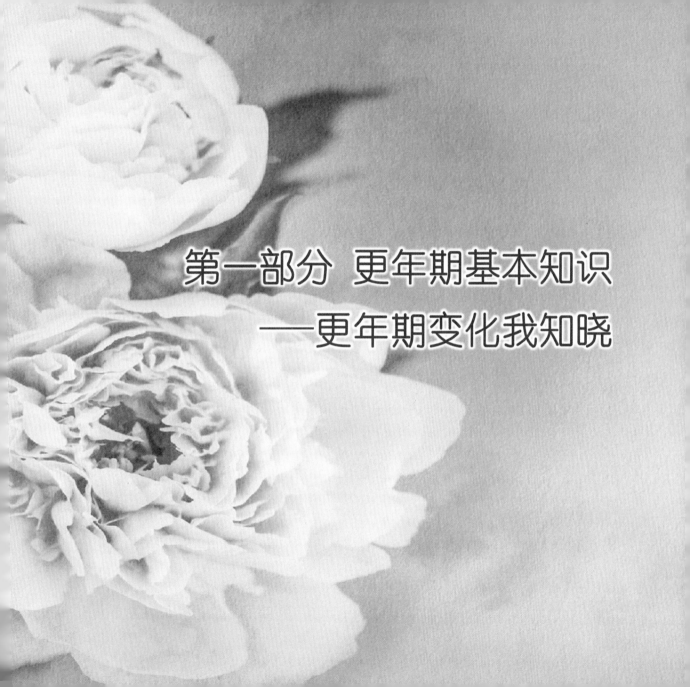

第一部分 更年期基本知识

——更年期变化我知晓

进入更年期的身体变化

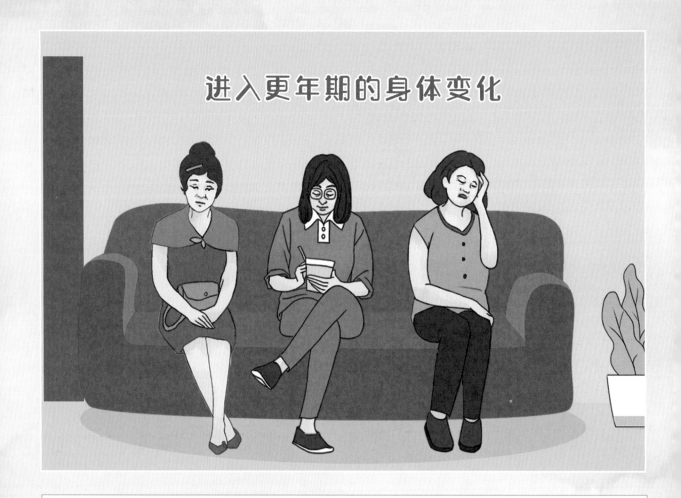

我以前一直很健康，现在怎么浑身不舒服？是不是进入更年期了？更年期到底会发生什么？

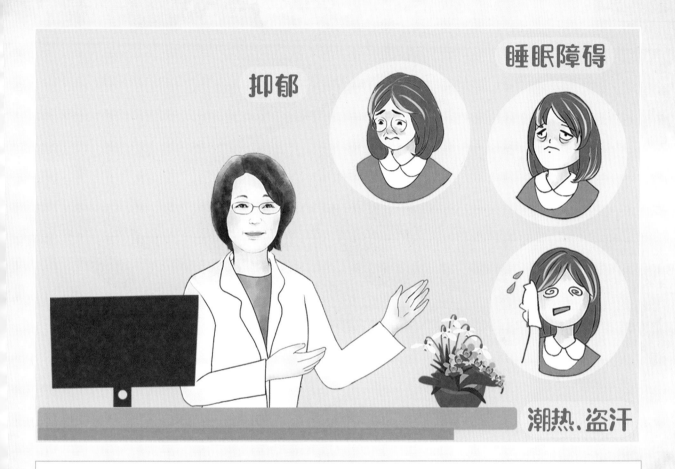

女性40岁后出现月经紊乱和相关症状，如潮热、盗汗、睡眠障碍、抑郁焦虑等，都应该算进入更年期，医学上称为"围绝经期"。

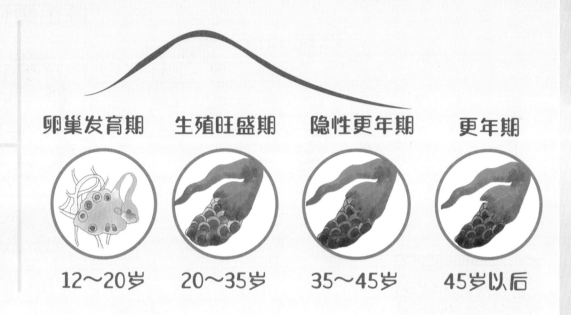

更年期机体变化最主要的原因是女性特有的器官——卵巢发生变化，即功能下降直至衰竭。而卵巢主要的功能是分泌雌激素和孕激素，特别是雌激素，它是维持女性功能正常的主要激素。绝经后会导致雌激素不足，出现一系列健康问题。

缺少雌激素的身体变化

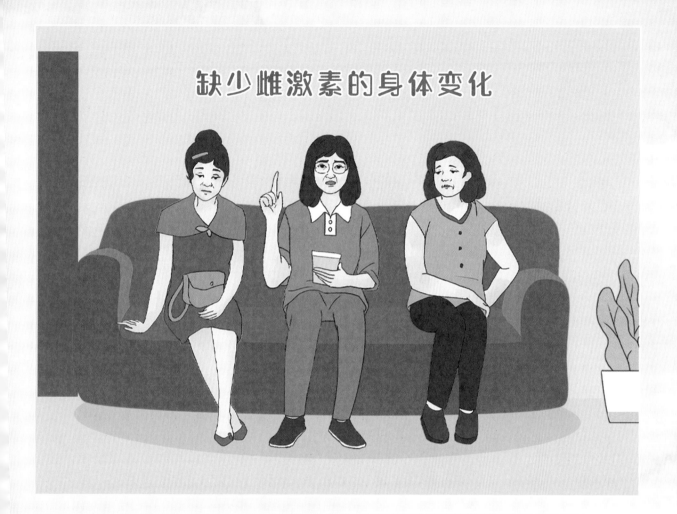

绝经了，缺了雌激素，我们身体会发生什么变化？

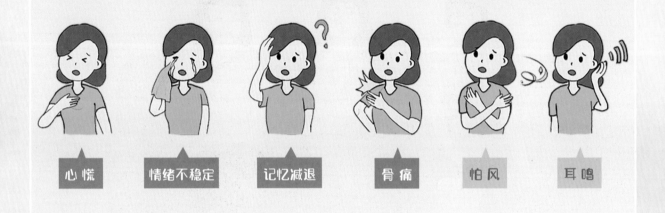

缺少雌激素早期症状：月经不规则、潮热、盗汗、乏力、骨痛、心慌、情绪不稳定、睡眠障碍、记忆减退等。

特殊症状：耳鸣、怕风等。这些症状严重影响生活质量。一些症状如果长期存在，还会致病。

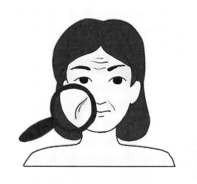
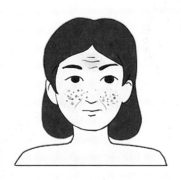
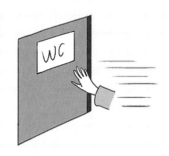

皱纹加剧　　黄褐斑　　尿频、尿急

到了绝经中期，2~5年内会明显出现机体萎缩的变化，包括皮肤萎缩、干燥，皱纹加剧、产生黄褐斑等，还会个头变矮。从这个时期开始，尿频、尿急、反复尿路感染、反复老年性阴道炎、性生活疼痛等发生率逐渐增加。医学上称为绝经泌尿生殖道综合征。

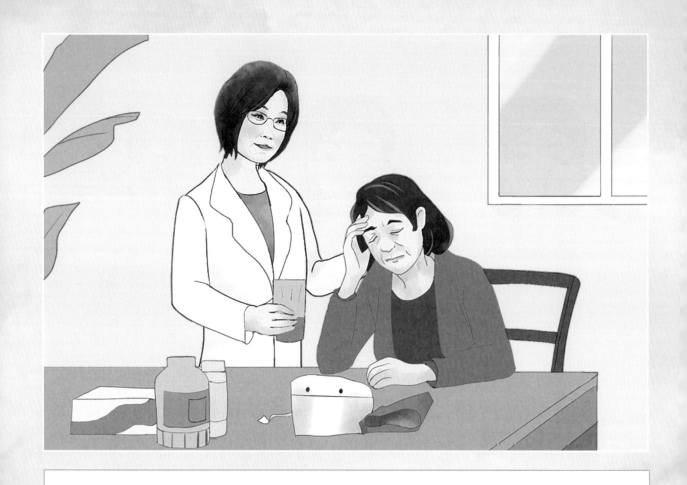

更年期的变化，除了影响生活质量，还会因为反复就医花费巨大，长期应用抗生素副作用增大，不适的性生活会影响家庭和睦等。

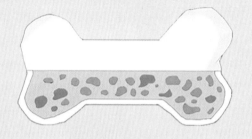

健康骨骼

骨质疏松

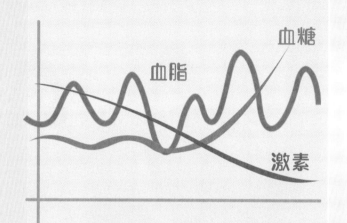

血脂

血糖

激素

雌激素、血脂、血糖的
升降曲线示意图

从绝经一开始，由于缺少雌激素，骨量就开始丢失，到绝经晚期，就会出现骨质疏松；缺少雌激素的代谢失调，会出现血脂异常、血糖增高等。

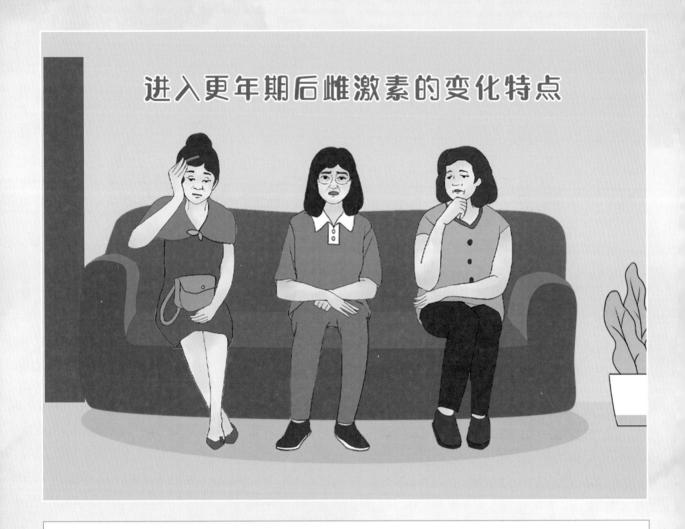

进入更年期后雌激素的变化特点

进入更年期后，雌激素是一下子就没了吗？

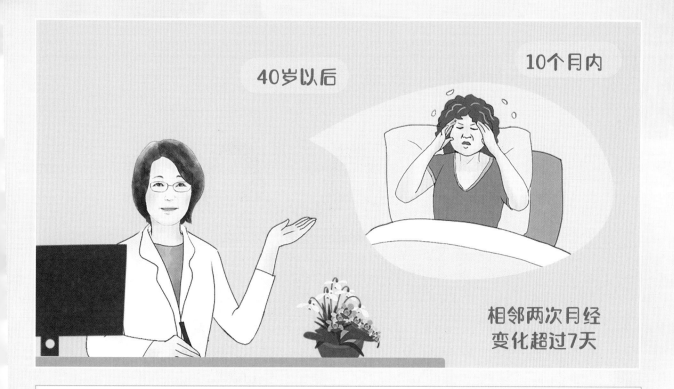

不是，女性40岁以后10个月内相邻两次月经时间变化超过7天就被认为进入围绝经期，俗称更年期。这个时期体内雌激素是呈波动性变化的，即一会儿高、一会儿低。这种忽高忽低的变化是出现潮热、盗汗的主要原因。

卵巢功能衰竭的变化特点

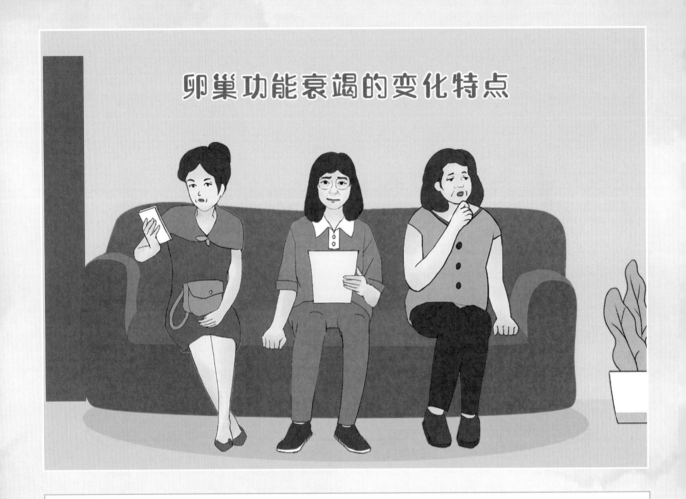

为什么卵巢功能会在生命结束前30年就开始衰竭？

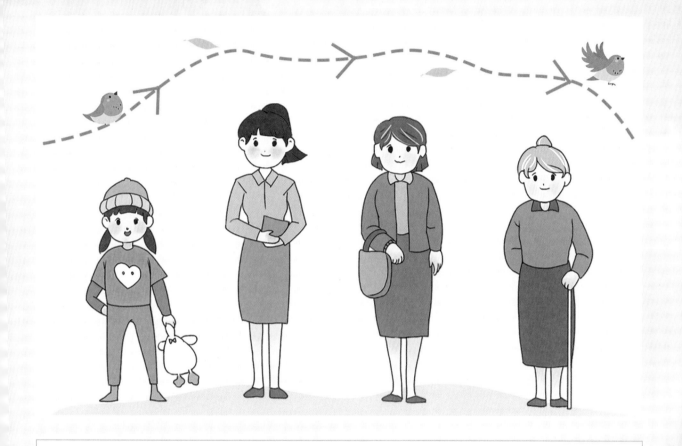

这是人类进化后的自然现象。人类长寿了，这个问题愈发凸显，即绝经后出现各种症状、慢性病等。

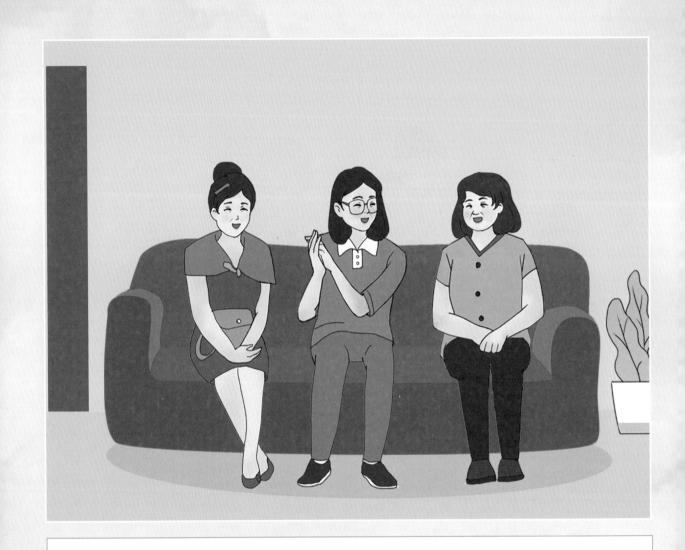

经过积极的干预，我现在可以正常生活啦！

要点提示

　　* 更年期是女性自然生命过程中一个重要的生理时期；常见的健康问题包括各种症状引起的不适与不断出现的慢性疾病的风险增加。

　　* 更年期的变化本质是卵巢功能下降直至衰竭导致的体内性激素水平下降；性激素水平下降的结果是女性出现各种低雌激素的症状、骨量丢失、心血管疾病风险增加。

　　* 女性进入 40 岁后如出现月经异常、潮热、盗汗、失眠等症状，表示可能进入了更年期。了解更年期的变化可以做好更年期保健。

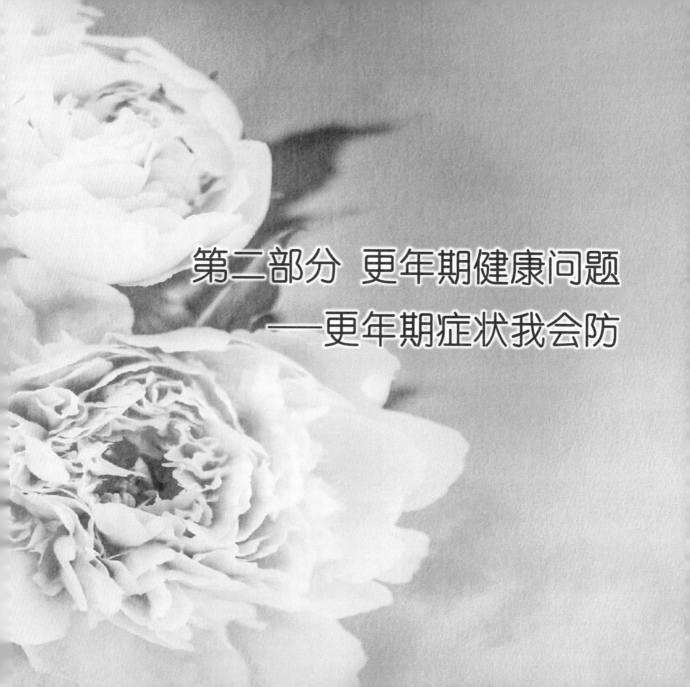

第二部分 更年期健康问题
——更年期症状我会防

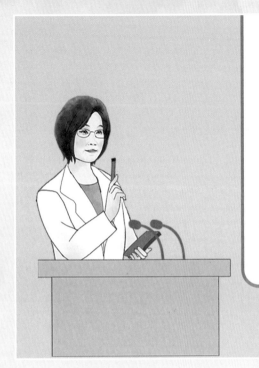

早期	月经紊乱和绝经综合征
中期	绝经泌尿生殖道综合征
晚期	心脑血管疾病、骨质疏松及认知功能障碍

更年期健康问题按发生、发展时间分为早期的月经紊乱和绝经综合征、中期的绝经泌尿生殖道综合征，以及晚期的心脑血管疾病、骨质疏松和认知功能障碍等。

这些健康问题都有个过程，慢慢演变，因此，我们有足够的时间可以预防。

月经紊乱的处理方法

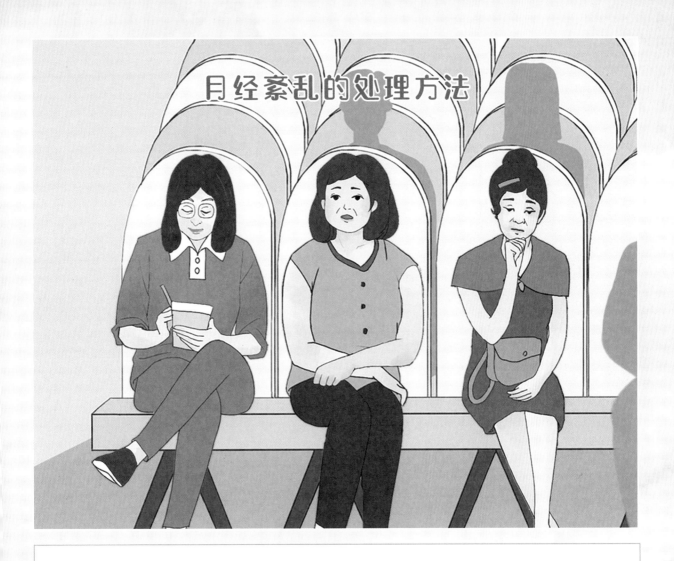

月经紊乱怎么办?

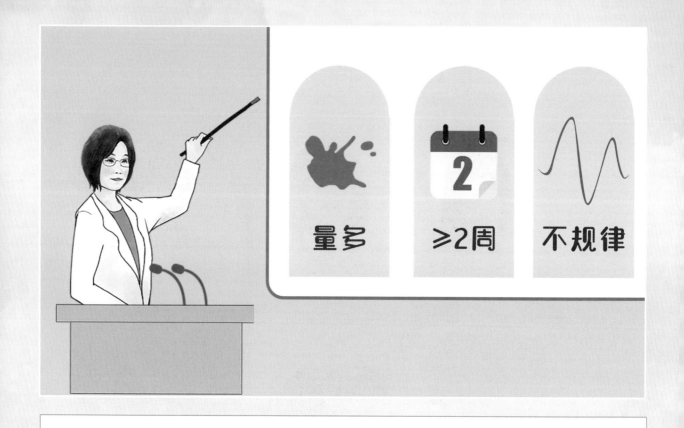

量多　　≥2周　　不规律

大部分女性在进入更年期的时候会出现月经紊乱，因此很多女性会认为不需要就医。但如果出现出血过多、持续时间超过2周、出现贫血及超过半年以上的不规则等，一定要就医。

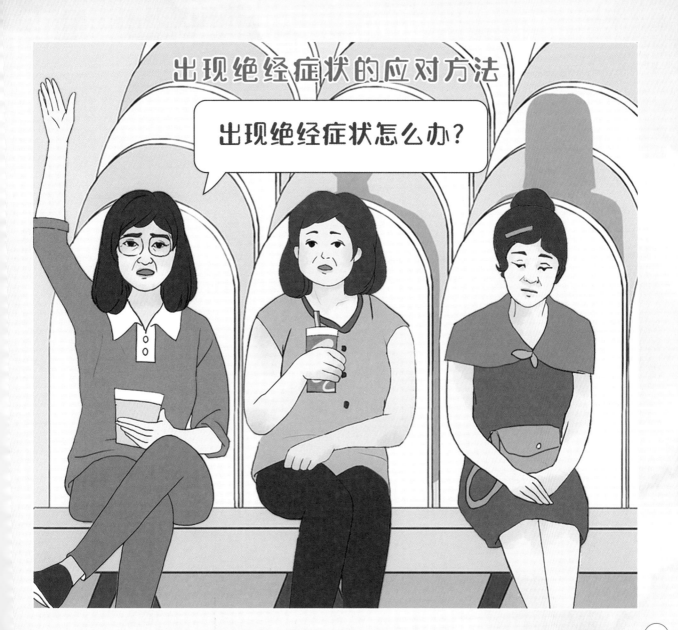

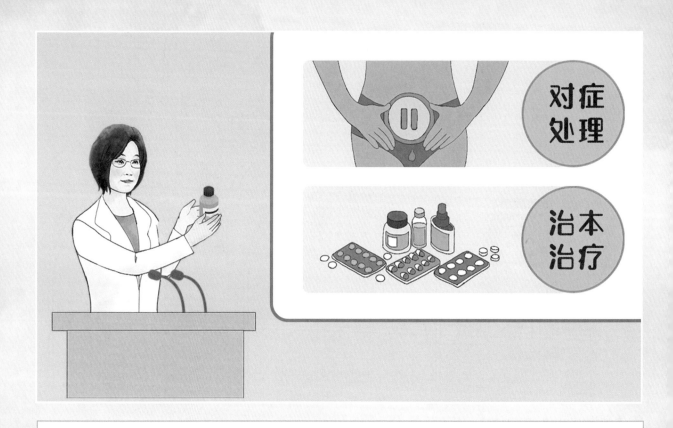

绝经症状会影响生活质量，长期存在影响健康，可以采用对症处理和治本治疗。对症处理依据出现症状特点采取治疗，如睡眠障碍可助眠。治本治疗就是补充雌激素治疗。

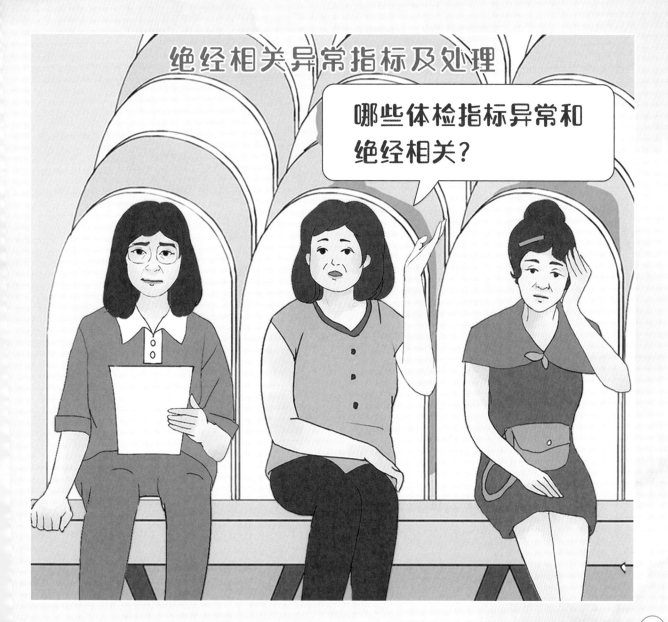

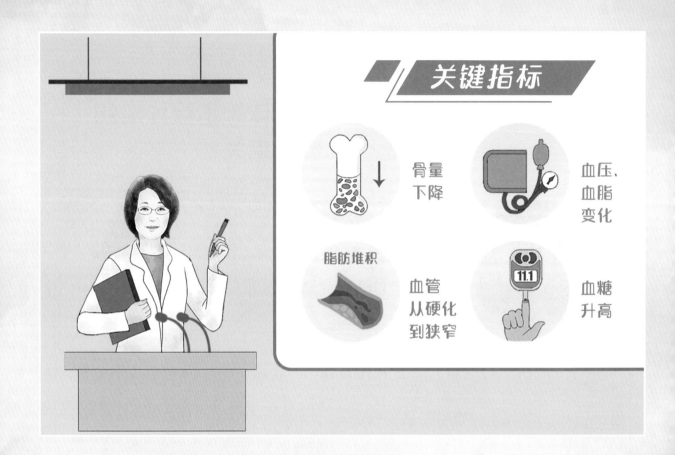

关键指标

骨量下降

血压、血脂变化

脂肪堆积

血管从硬化到狭窄

血糖升高

和绝经相关的指标异常主要包括：
① 骨量下降；② 血压、血脂变化；
③ 血管从硬化到狭窄；④ 血糖升高。

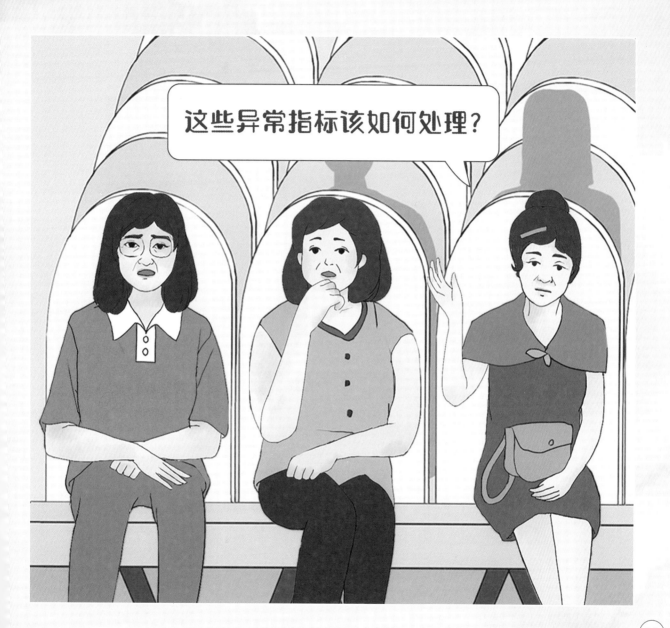

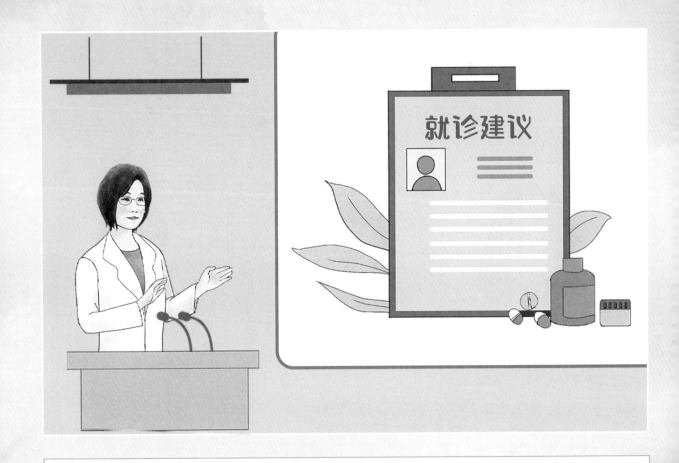

将异常情况告诉你的更年期主诊医生，听取主诊医生的建议，如需要其他专科的检查和治疗就转诊其他专科。

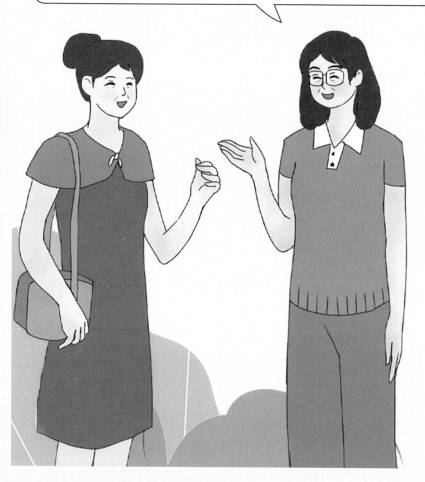
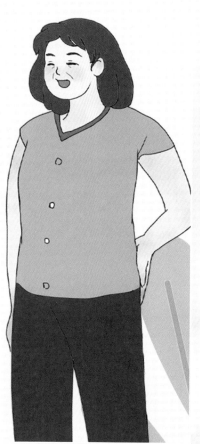

要点提示

* 更年期健康问题包括 3 个时期：早期的月经紊乱和绝经综合征；中期的泌尿生殖道症状；晚期的骨质疏松、心血管疾病和认知障碍等。

* 低雌激素导致的健康问题，如早期症状，潮热、盗汗、睡眠障碍、情绪波动等，中晚期的骨质疏松和心脑血管疾病风险等，通过科学的干预可以消除症状、改善生活质量，降低骨质疏松、心血管疾病的风险。

* 女性 40 岁后一旦出现月经紊乱、绝经相关症状，就应该预防更年期相关疾病并寻求治疗。

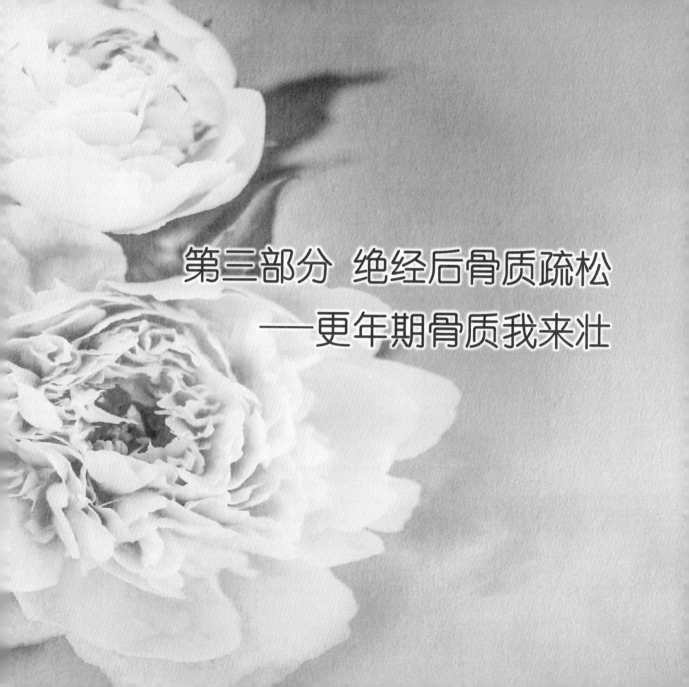

第三部分 绝经后骨质疏松

——更年期骨质我来壮

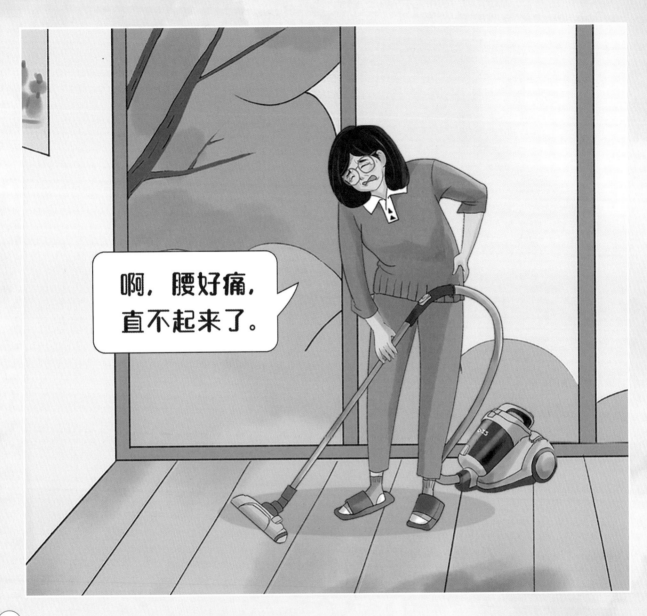

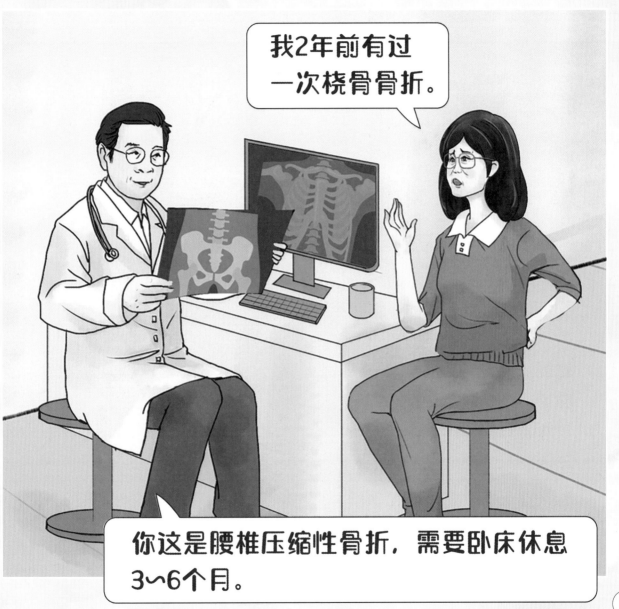

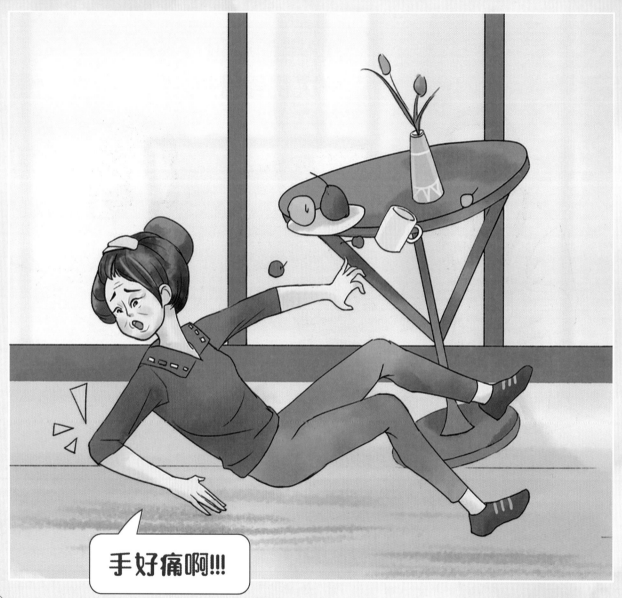

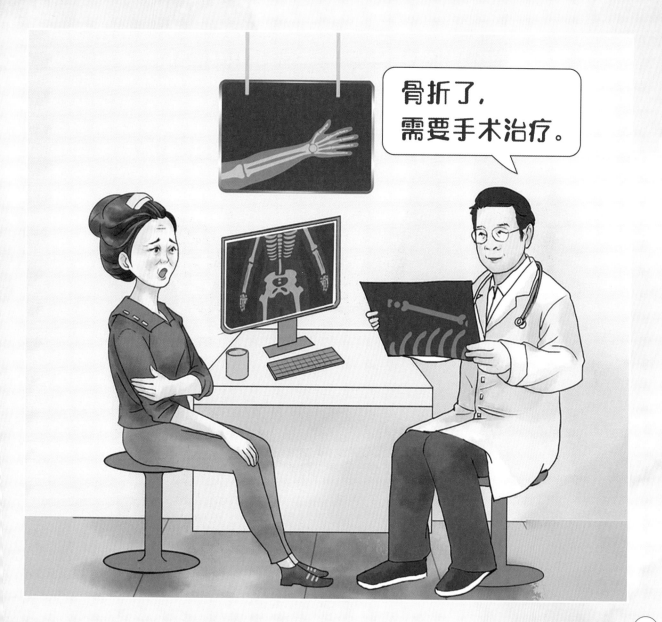

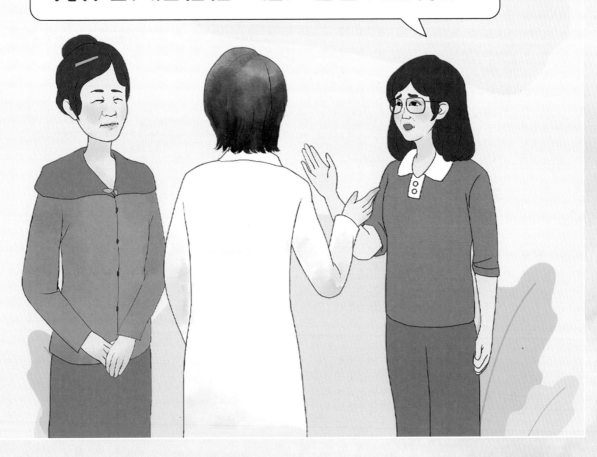

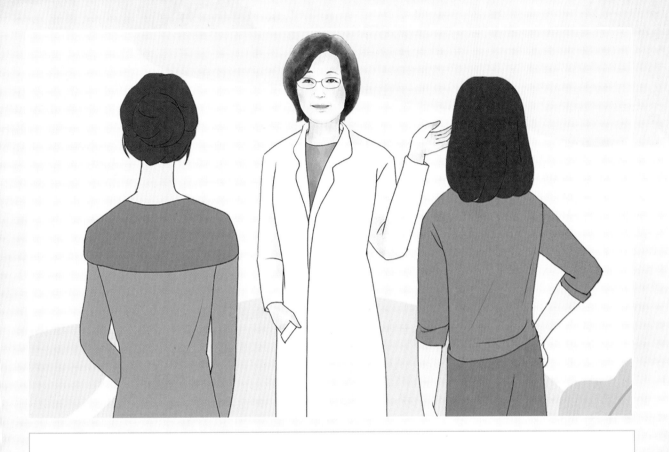

这种骨折又称脆性骨折，是由于骨质疏松引起的。对更年期女性来说，绝经后由于卵巢功能衰竭导致雌激素水平下降，会造成骨量急速丢失，长时间的骨量丢失会发生骨质疏松，又称绝经后骨质疏松。

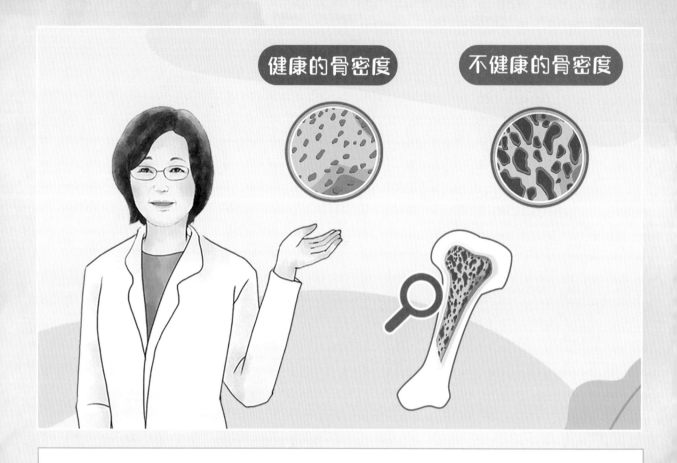

绝经后骨质疏松容易发生脆性骨折，就像上面两位绝经后女性一样，任何轻微的碰撞都有可能导致骨折。

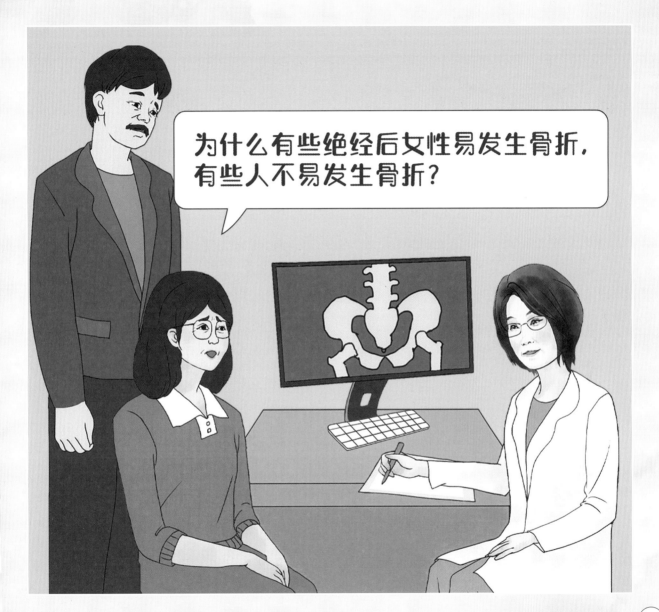

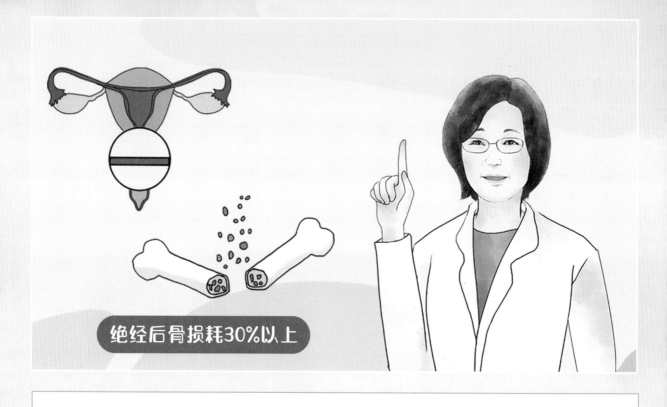

绝经后骨损耗30%以上

绝经后低雌激素是骨量丢失发生骨质疏松的重要因素。不同的个体发生骨质疏松的时间不一样，女性刚进入更年期会有25%的骨质疏松发生，随着绝经时间的推进，发生率不断增加，绝经前5年至绝经后10年，女性骨骼损耗30%以上。

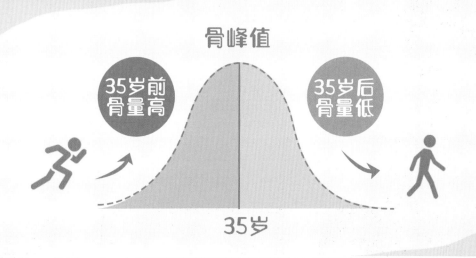

骨峰值

35岁前骨量高

35岁后骨量低

35岁

人种、营养、环境、体重、日照及疾病等都会导致骨质疏松，其中35岁时的骨峰量与绝经后骨质疏松发生的时间密切相关，骨峰量即女性在35岁时机体存储的骨量,骨峰量越高,绝经后发生骨质疏松的时间越晚。女性朋友年轻时一定要注意营养、运动和保持健康的体重，不能太瘦，太瘦会导致骨峰量低，一旦失去雌激素，骨量丢失后极易发生骨质疏松症。

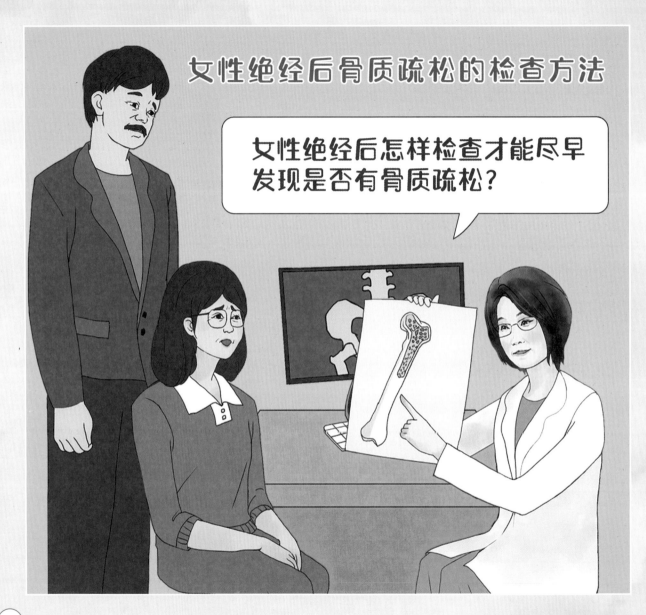

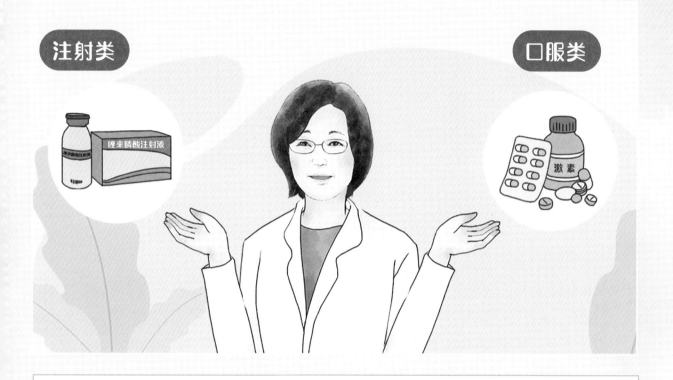

注射类

口服类

唑来膦酸注射液

激素

骨量的丢失是"静悄悄"发生的，女性在35岁以后和绝经前几年骨量已经开始丢失了，当骨量丢失到一定程度被诊断为骨质疏松症时，发生骨折的风险大大增加，正所谓"小洞不补、大洞吃苦"。上述两位女性就是在已有的骨质疏松基础上出现的脆性骨折。

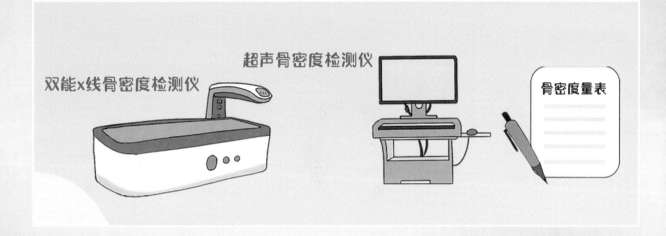

双能x线骨密度检测仪

超声骨密度检测仪

骨密度量表

建议女性在绝经后查一下骨密度了解骨量的存储情况，做好预防工作以避免发生骨折。

（1）有条件的医院可以做双能X线的骨密度检查，这是国际上认定的诊断骨质疏松的金标准。

（2）如果医院设备不能满足，可以做超声骨筛查，包括跟骨和腕骨的骨密度筛查。

（3）平时我们在家里也可以做一些量表的评估，看看自己是否属于骨质疏松的高风险人群，如果是，应该及时到医院测定骨密度。

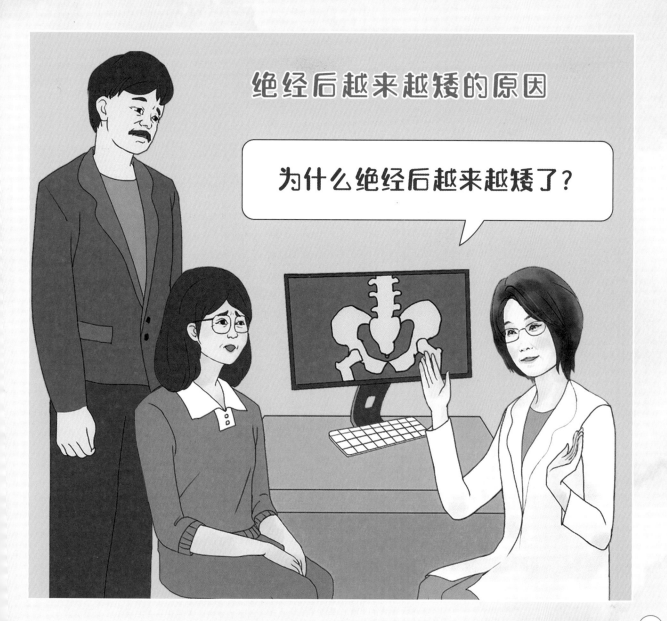

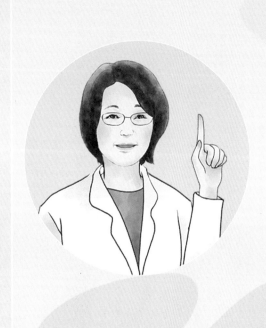

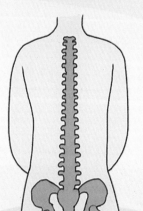
健康脊椎

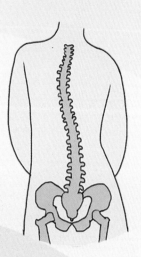
变形脊椎

因为绝经后没有了雌激素，椎骨的骨量丢失导致椎体被压缩。一个成人的脊椎有24节椎骨，以及1节骶骨和1节尾骨，如果24节椎体各压缩1 mm，24块椎骨合起来压缩了24 mm，个子就矮了24 mm，因此个子变矮也是判断是否有骨量丢失的一个指标。

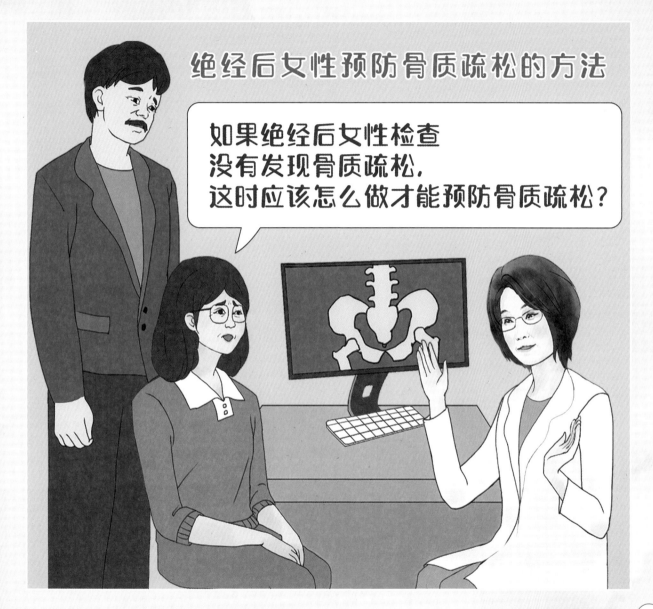

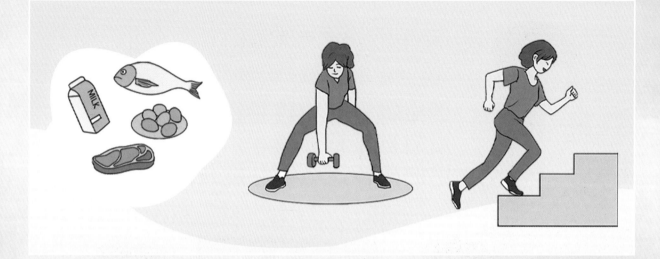

女性一旦出现绝经，就应该重视骨质疏松症的预防和治疗，因为绝经是骨质疏松发生的高危因素。经过检查后，如果没有出现骨质疏松，表明我们的骨健康基础条件不错，但随着低雌激素水平的时间延长，骨量在静悄悄地丢失，到一定时间还是会出现骨量减少和骨质疏松甚至骨折。因此绝经后虽然还没有骨质疏松，依然要预防。预防包括适当的负重运动、膳食补充，如果有适应证，还可以通过补充雌激素预防骨质疏松症。

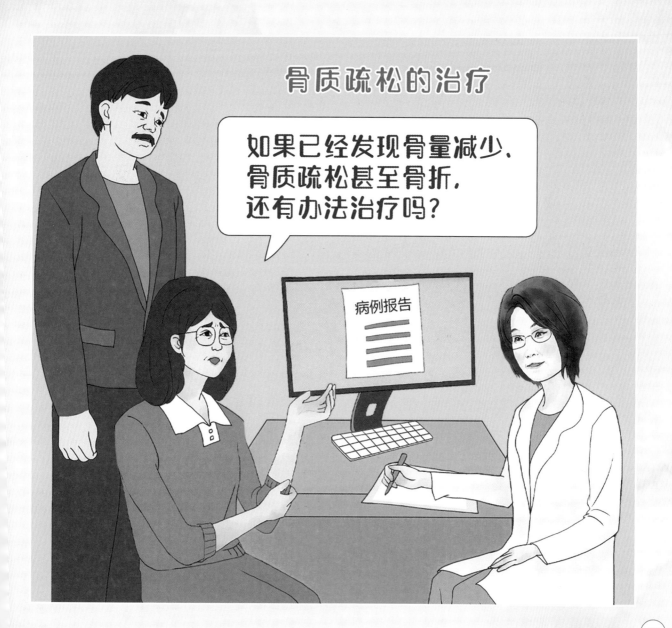

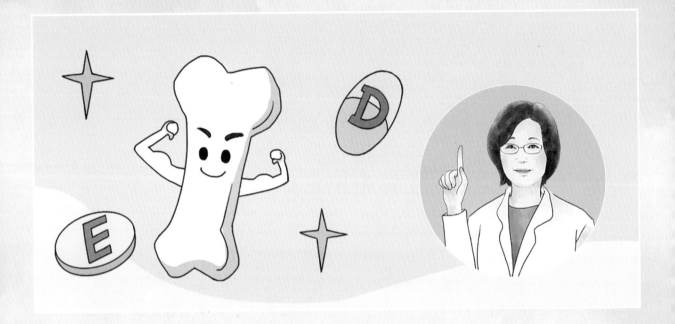

骨质疏松是一个可防可治的疾病，任何时间都有比较好的医疗措施进行干预。如果检查发现已经有骨量减少，那么应该在补充维生素D和钙的基础上采用抗骨吸收的治疗，如雌激素和双膦酸盐等。例如，第一位女性已经是第二次骨折了，如果第一次骨折以后进行必要的干预，可能可以预防再次骨折的出现。

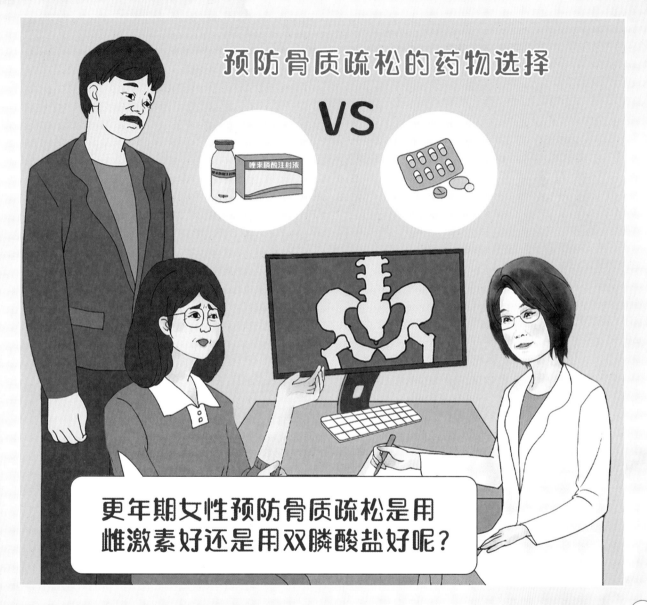

潮热　　盗汗　　睡眠障碍　　情绪异常　　泌尿生殖道症状

这两类药物都能很好地预防和治疗骨质疏松症。进入更年期的女性往往还伴有其他低雌激素的症状，如潮热、盗汗、睡眠障碍、情绪异常、泌尿生殖道症状等，采用雌激素预防和治疗骨质疏松症的同时还可以改善绝经相关的症状，额外获益。此外，如果雌激素治疗没有禁忌证，可以长时间应用，但启用时间最好在绝经10年内，年龄在60岁以内。

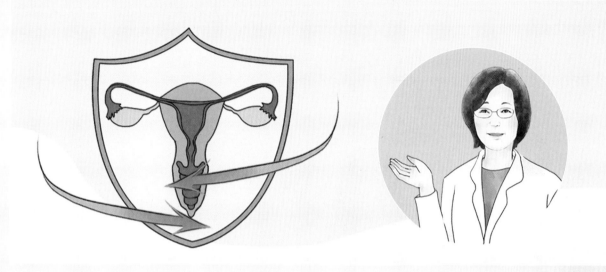

双膦酸盐不能改善绝经相关的其他问题，应用的时间有限定，可以对过了雌激素治疗时期或不能用雌激素治疗的患者采用双磷酸盐预防和治疗骨质疏松。如果先用了双膦酸盐再回来应用雌激素，可能已经过了雌激素应用的最佳时间。所以，针对更年期女性预防和治疗绝经后骨质疏松，在没有禁忌证的情况下，建议先用雌激素治疗。

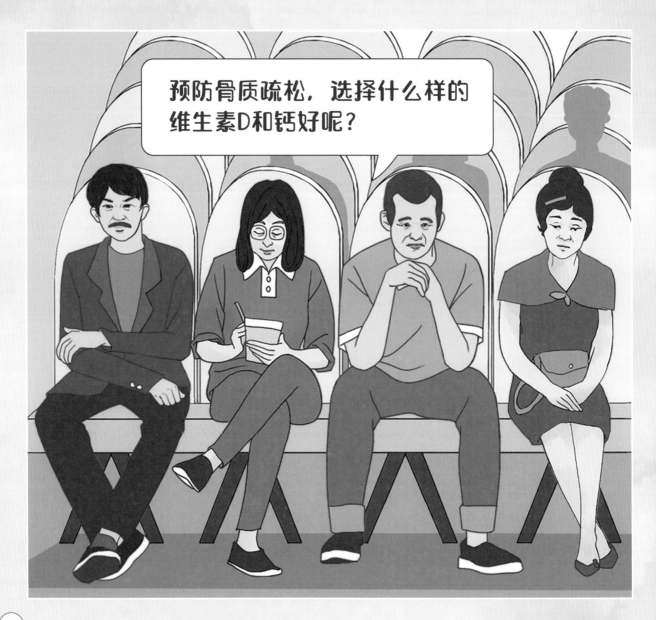

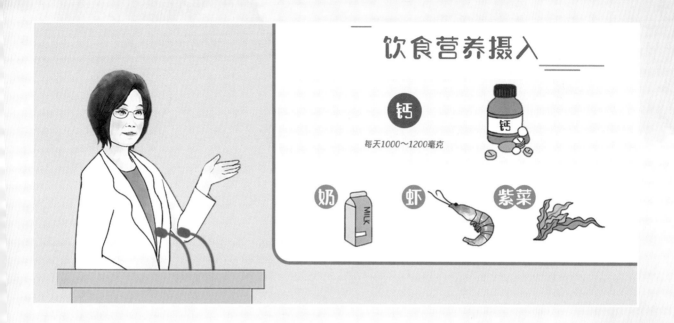

绝经后女性每天钙的摄入量为1000~1200毫克，绝经后使用雌激素使每日的钙摄入由1200毫克降至1000毫克，因为补充雌激素可以使绝经后女性更好地吸收与保留钙。按照我国居民的饮食习惯，一般每天的正常饮食中已有400毫克元素钙摄入，钙的缺口在600毫克。如果能多喝500毫升牛奶或多吃点含钙的食品，如虾皮、紫菜等，基本能满足需要，如果不能达到要求，可以补充钙剂。

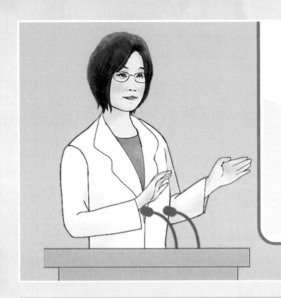

维生素D摄入

正常剂量：
20纳克/毫升

骨质疏松患者剂量：
30纳克/毫升

钙剂的选择主要考虑钙元素的含量、安全性和有效性，不是越贵越好。维生素D可以增加钙的吸收，促进骨骼、肌肉健康。为维持骨健康，建议维生素D（250HD）在20纳克/毫升以上；对已有骨质疏松的患者，建议在30纳克/毫升。因此，在补钙的同时，如果维生素D不足，需要每天口服维生素D3 1000~2000单位，根据治疗后维生素D的水平来调节剂量。有一点需要注意，目前市面上有补充活性维生素D或类似物的补充剂，这些并不能纠正维生素D的缺乏和不足。

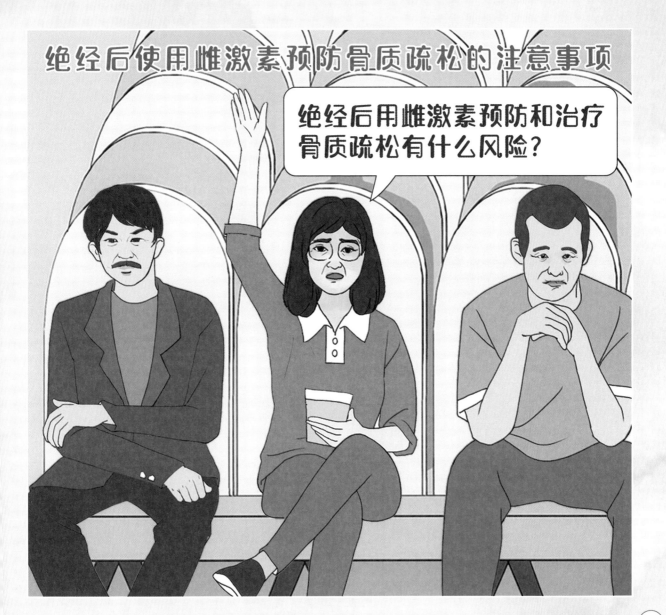

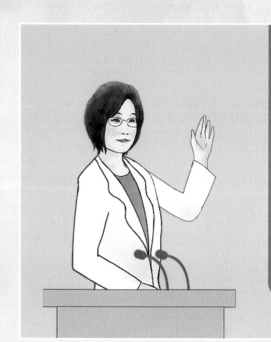

安全性高

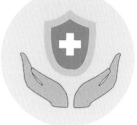

部分疾病
患者慎用

雌激素治疗已经有70多年的临床经验，目前雌激素治疗在制剂的成分、剂量、使用时间上已经有了明确的规定，因此在专业医生的指导下使用非常安全，特别是绝经10年内、年龄60岁以内、没有基础疾病，是很安全的。但是乳腺癌患者不能使用，有严重心脑血管疾病或患有卒中的患者也不能使用。

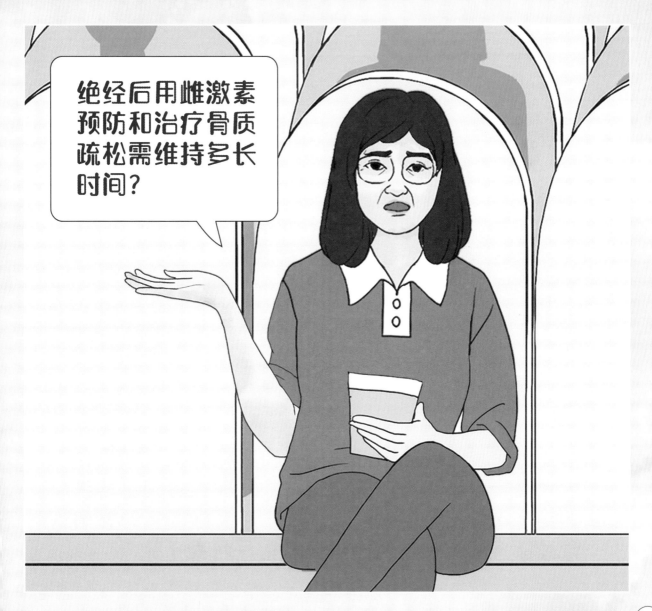

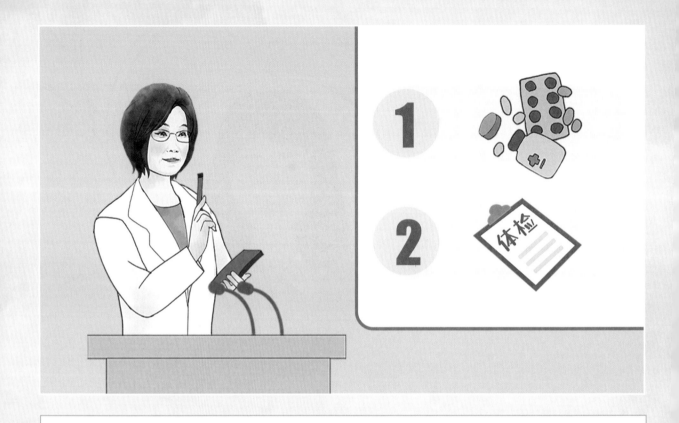

需要一段长时间的治疗才能获得长期效益。如果采用雌激素预防和治疗骨质疏松，同时改善绝经相关的健康问题，每年做一次体检，没有雌激素补充的禁忌证，就可以长期使用雌激素。利大于弊。

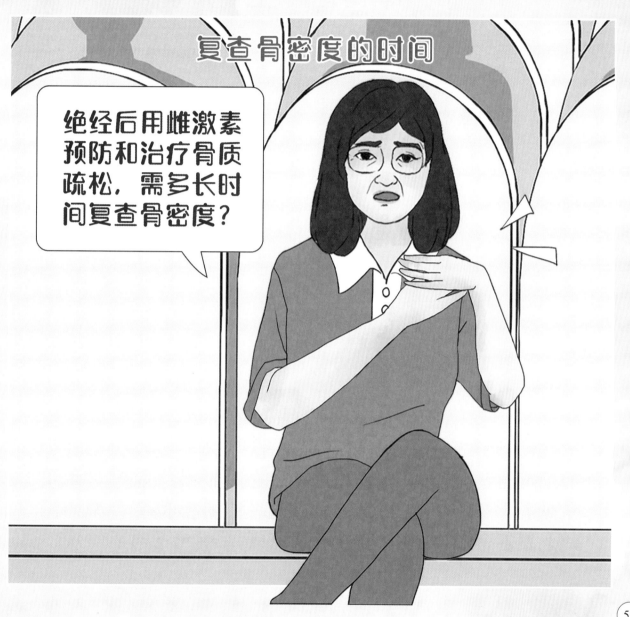

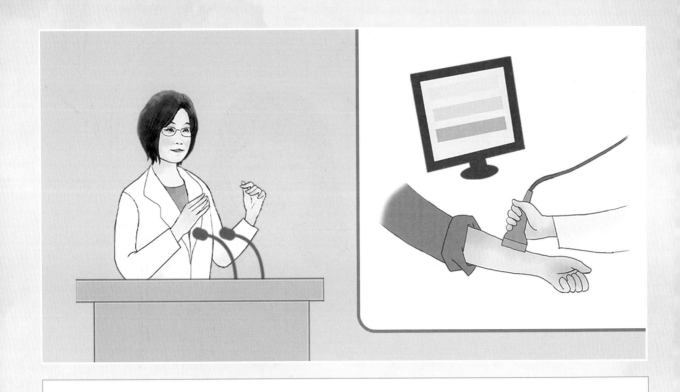

雌激素治疗期间复查骨密度是为了了解治疗效果。原来骨密度正常的妇女可以2年检查一次。如果已经有骨密度异常，可以在治疗后1年复查：如果疗效好，则可以延长至2年一次；如果疗效不好，则在调整方案的基础上每年检查一次，直至疗效稳定后延长至2年一次。

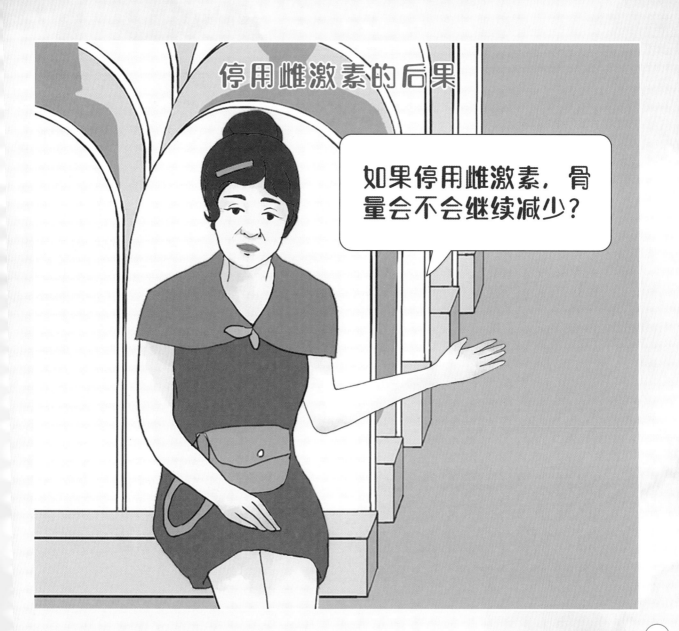

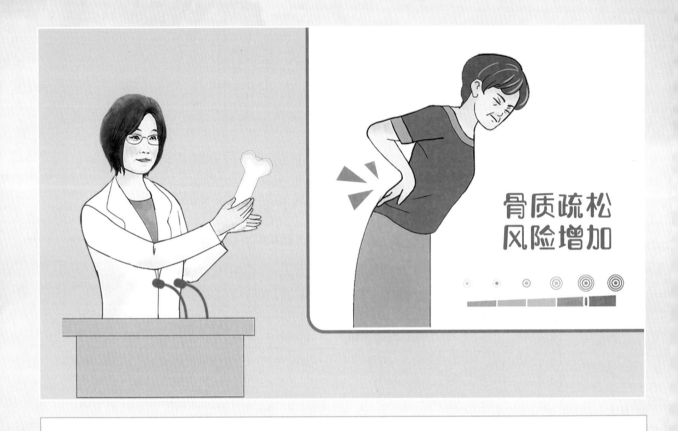

骨质疏松
风险增加

会的，停用雌激素后骨量就会像绝经后一样开始下降，
此外还有伴随年龄增高的老年性骨质疏松风险也在增
加。因此，如果没有雌激素治疗的禁忌证，不建议停
用雌激素。

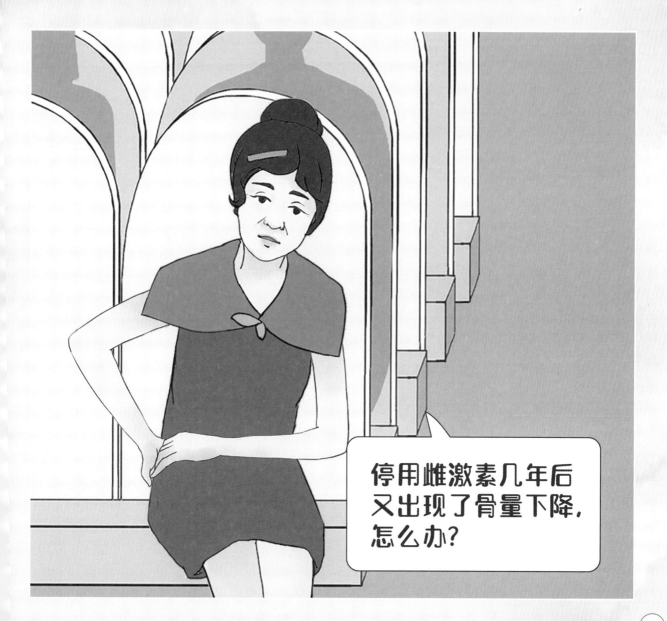

停用雌激素几年后又出现了骨量下降，怎么办？

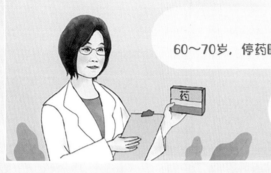

60岁以内，停药时间<2年
60～70岁，停药时间长，心血管疾病低风险 ➡ **继续服用雌激素**

存在雌激素治疗高风险 ➡ **采用非雌激素治疗**

主要看停药时间和当前的年龄。

如果停药时间短（小于2年），年龄在60岁以内，可以继续服用；如果停药时间长，年龄在60～70岁，评估心血管疾病低风险后可以继续服用雌激素；如果存在雌激素治疗的高风险，则建议采用非雌激素治疗。所以，对于已经开始服用雌激素预防和治疗绝经相关健康问题的女性，我们不建议停药，因为雌激素治疗的年龄十分讲究，一旦停药，雌激素治疗"过了这村就没那店了"。

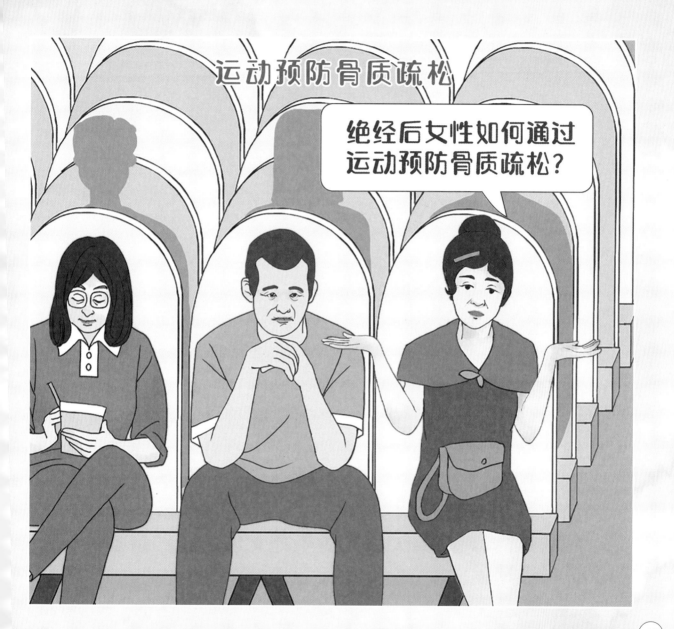

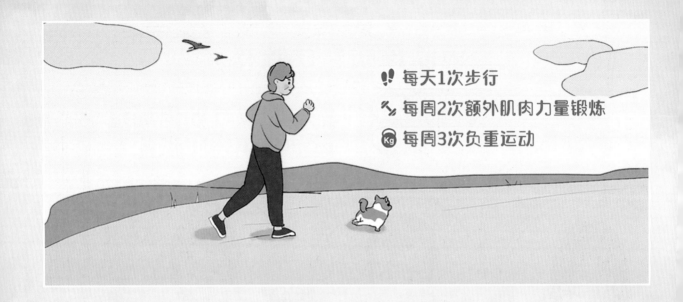

每天1次步行

每周2次额外肌肉力量锻炼

每周3次负重运动

运动有助于预防骨质疏松，尤其是负重运动。在运动中应尽量避免肌肉-关节-骨骼系统损伤，锻炼的最佳方式为每周至少5次，每次30分钟，强度达中等。另外，每周增加2次额外的肌肉力量锻炼，益处更大。建议每天进行累积相当于步行6000步以上的身体活动，根据运动时的心率来控制运动强度。中等强度的运动心率一般需达到每分钟150次。更年期女性可以结合自身情况选择运动强度。

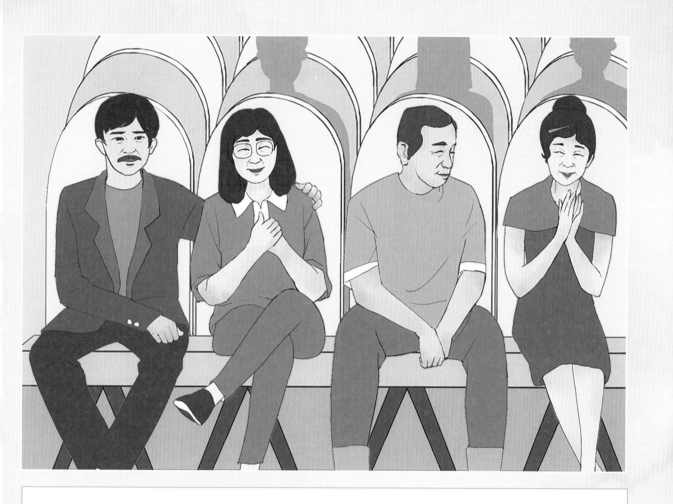

我们知道了，女性绝经后就应该着手预防骨质疏松，那么我们的中老年生活质量就可以大大改善了。

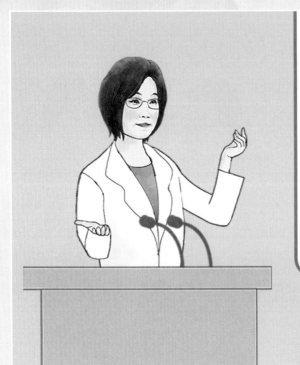
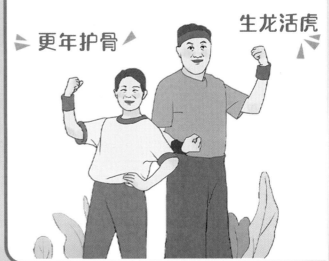

我们需要高的期望寿命，更需要高的健康期望寿命，不光要活得长，更要活得好！

对女性来说，进入更年期及时启动老年性疾病的预防至关重要。针对绝经后骨质疏松，"更年护骨，生龙活虎"。

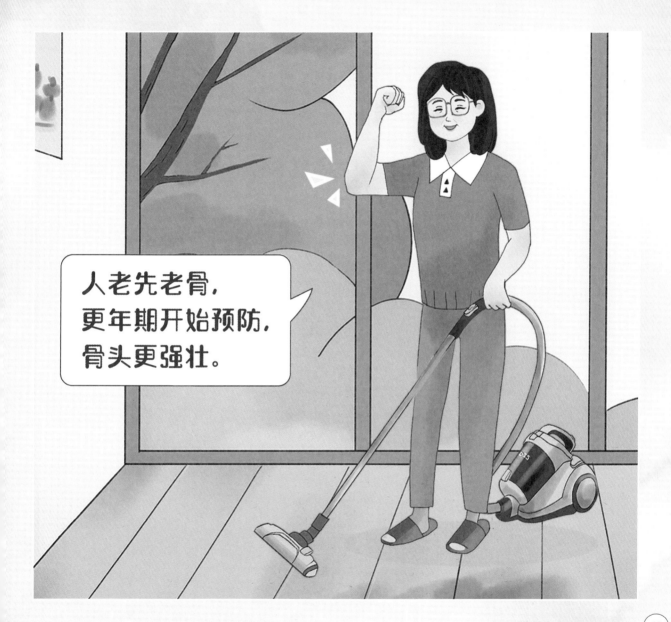

要点提示

　　* 骨质疏松是危害中老年人群健康的主要疾病，女性的骨质疏松与绝经后雌激素下降密切相关，又称绝经后骨质疏松。

　　* 大部分女性在绝经早期没有重视骨质疏松问题，因为绝经后骨量的丢失是"静悄悄"的。当出现骨质疏松骨折时就诊才发现早已患上了骨质疏松症；患上骨质疏松症后稍有不慎就会引起骨折。常见骨折部位包括腕部骨折、椎体骨折和髋部骨折等。

　　* 骨质疏松症是一个可防、可缓、可治的疾病。

　　* 从更年期开始重视骨质的健康，可以预防骨质疏松，获益显著。

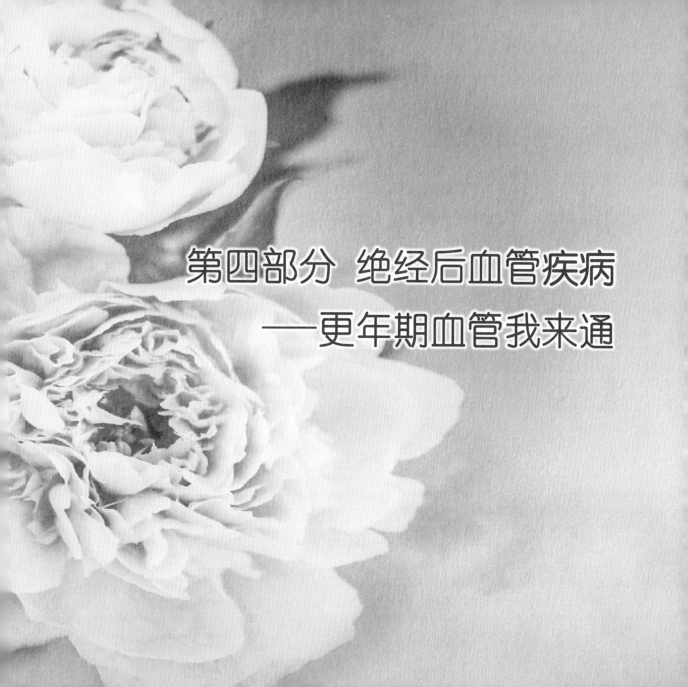

第四部分　绝经后血管疾病
——更年期血管我来通

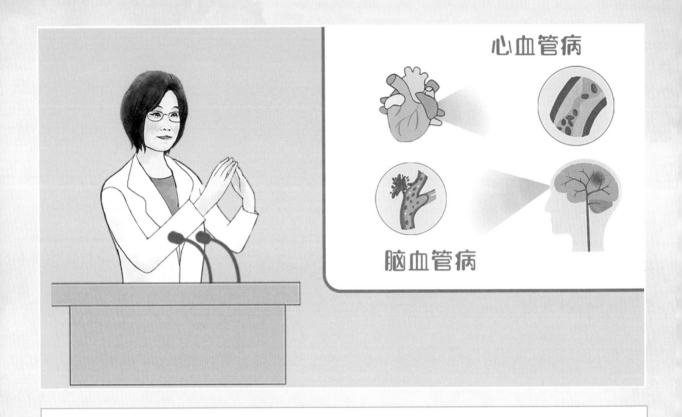

女性绝经前心脑血管疾病远远低于男性。绝经后失去雌激素保护，心脑血管疾病的风险快速增加。到了64岁，也就是绝经差不多14年的时候，心脑血管疾病的患病率与男性相似。

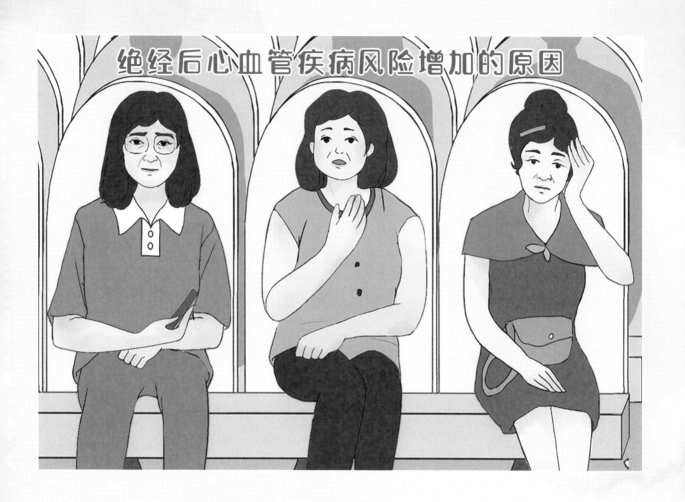

为什么绝经后心血管疾病的风险增加？

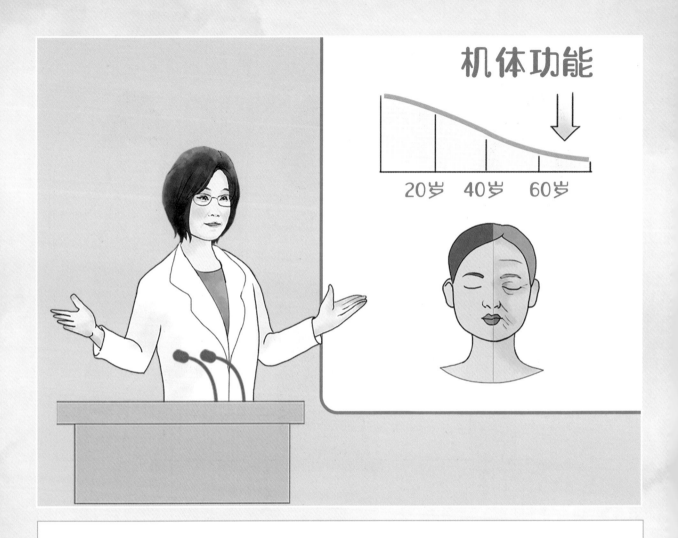

因为失去了雌激素的保护，机体衰老加速。

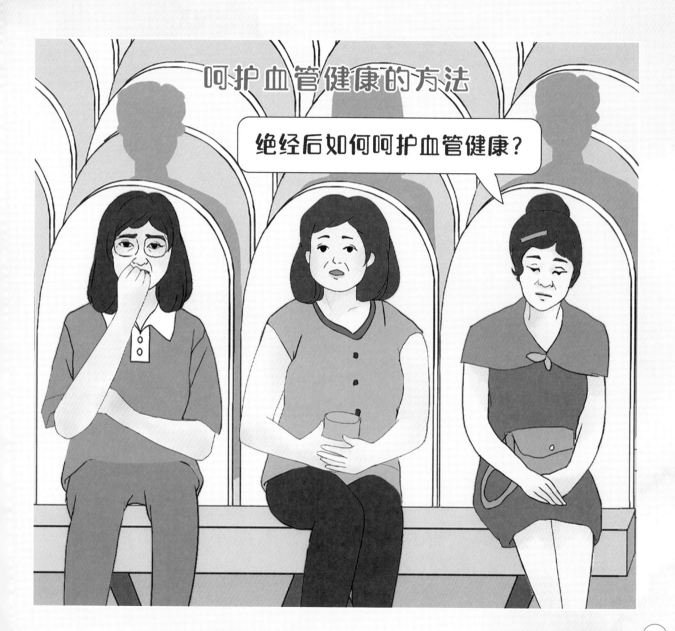

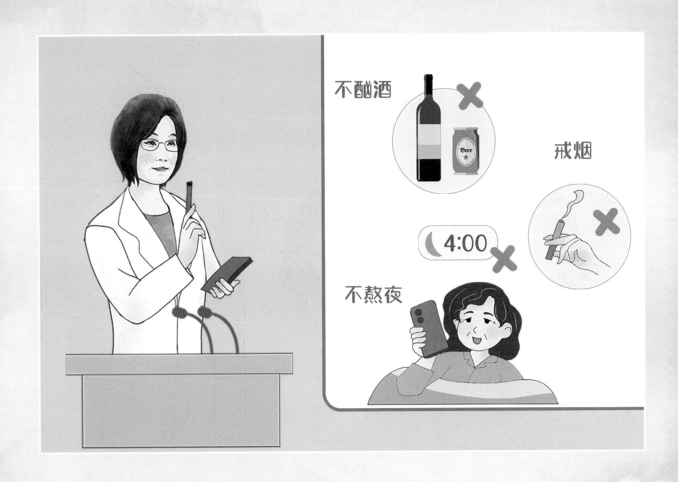

改善生活方式，保持心情开朗；去除不良的生活习惯；
包括戒烟、不酗酒、不熬夜等。

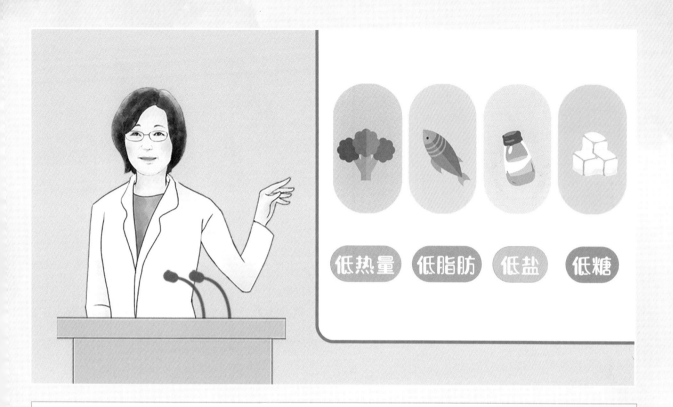

饮食调整。绝经后机体代谢会减慢，肠道功能会下降。因此，应适当减少碳水化合物的摄入量，总热量的摄入应较年轻妇女减少。饮食特点以低热量、低脂肪、低盐、低糖为主。具体可以参照《中国居民膳食指南》。

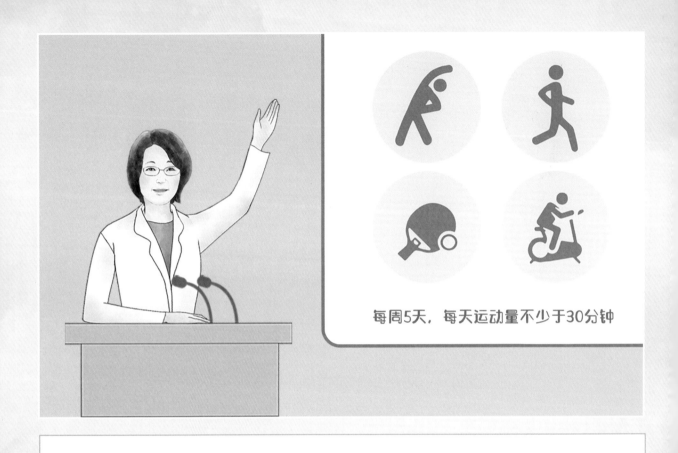

每周5天，每天运动量不少于30分钟

适当运动。建议保持每周5天、每天30分钟以上中等强度的规律运动。运动方式可以根据个人喜好。运动时做好防护，避免意外。

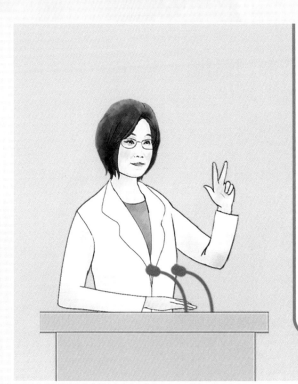

骨量低下/骨质疏松
每天补钙1000毫克

口腔溃疡
每天补充维生素B_2
30∽50毫克

由于更年期女性的机体变化，需要适当补充一些必需成分，在补充时建议精准，避免盲目。
具体需根据临床表现：如骨量低下或骨质疏松，则需每天补钙1000毫克；如有口腔溃疡等，每天补维生素B_2 30∽50毫克。

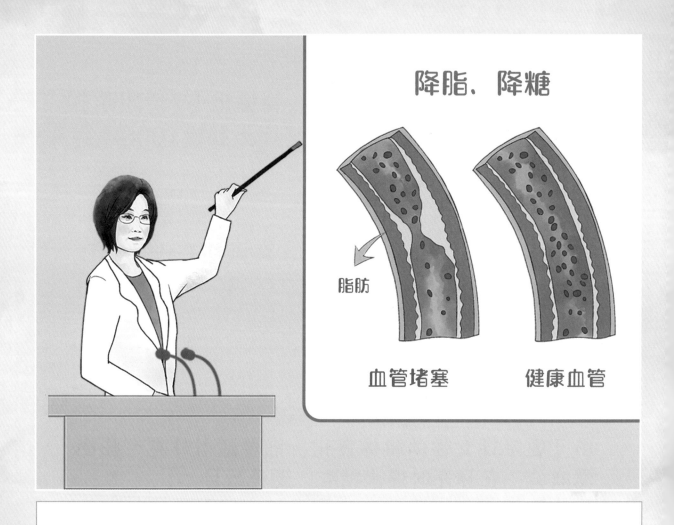

根据心血管疾病指标的变化，采取降脂、降糖等治疗。

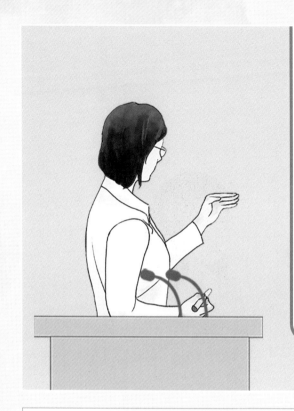

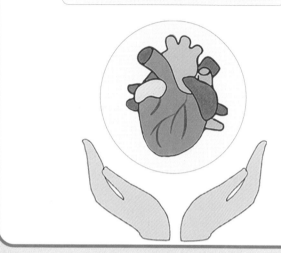

绝经后雌激素治疗可预防心血管疾病风险

接受绝经后雌激素治疗。因为绝经后心脑血管疾病风险增加与失去雌激素保护有关，尽早采用雌激素治疗可以预防心血管疾病的风险，晚了就起不到预防作用，甚至增加风险。

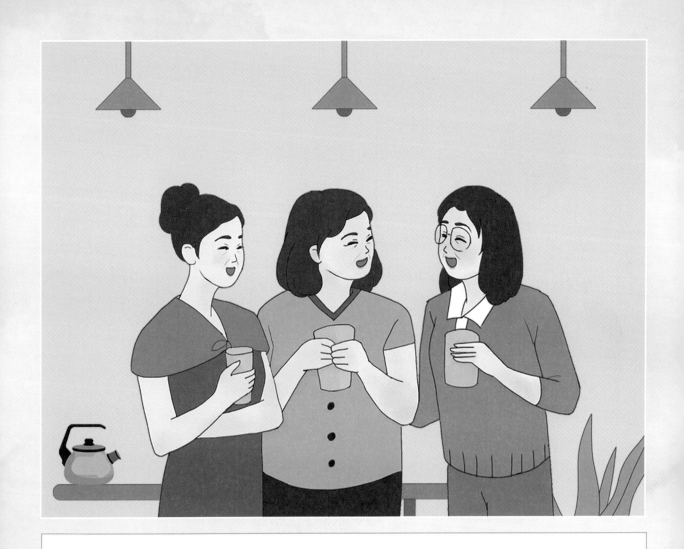

消除症状神清气爽，芳华再现。

要点提示

　　* 雌激素具有调节血脂、血糖的作用。女性在绝经后失去了雌激素的保护，心脑血管疾病的风险呈快速上升状况。

　　* 低雌激素对代谢的影响使血管壁增厚、斑块形成。

　　* 更年期开始关注心脑血管的状况并进行管理，可以降低心脑血管事件的发生。

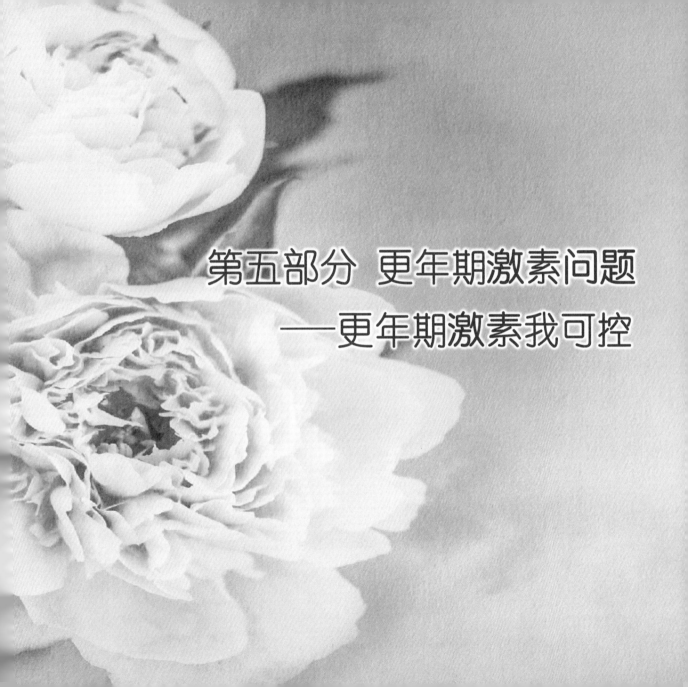

第五部分 更年期激素问题
——更年期激素我可控

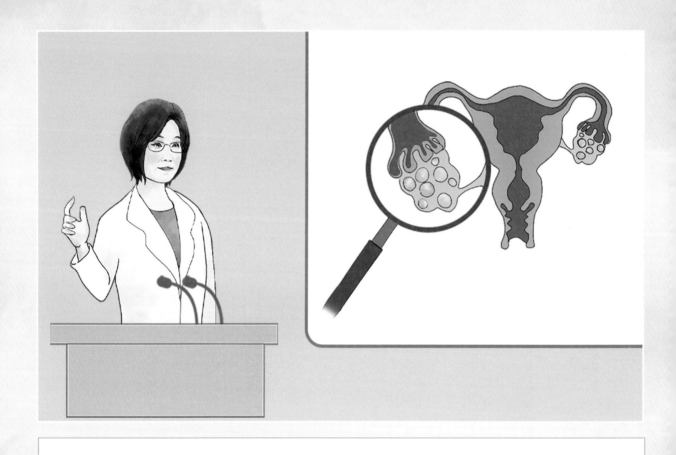

雌激素主要由女性的性腺——卵巢来分泌，对女性来说必不可少。卵巢分泌性激素的功能始于青春期，止于绝经期。

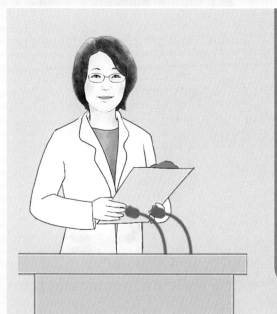

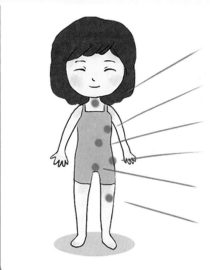

声音变细
乳房隆起
脂肪丰满
骨盆宽大
月经初潮
皮肤细腻

青春期女性：因为有雌激素，女孩第二性征——乳房、阴毛、生殖器发育，受雌激素的影响，此阶段女性的肌肤水嫩，活脱脱"出水芙蓉"。

在雌激素的作用下，女性完美发育，进入性成熟期，在雌激素的作用下，卵巢会每月排卵，为女性生育繁衍能力奠定了基础。

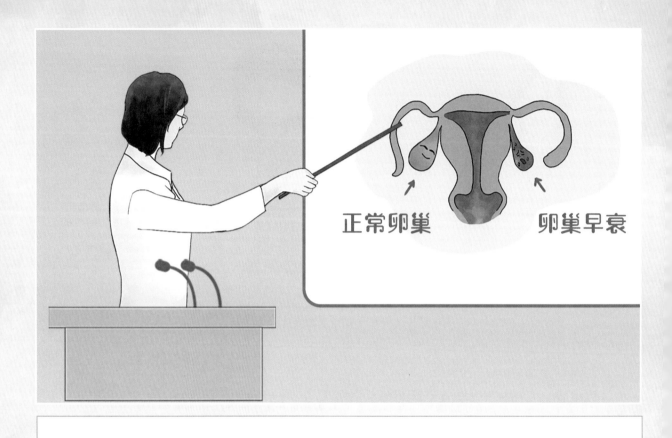

正常卵巢　　　　　　卵巢早衰

然而，从35岁开始，女性卵巢功能下降，一般到50岁左右开始衰竭，也就是通常所说的更年期到了。这时卵巢不再分泌雌激素，随之机体就会出现一系列功能紊乱，直至疾病发生。

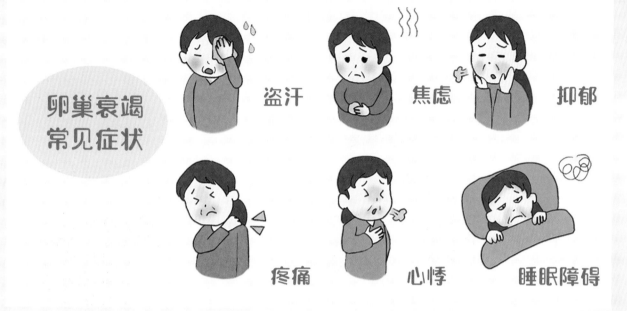

卵巢衰竭
常见症状

盗汗

焦虑

抑郁

疼痛

心悸

睡眠障碍

女性50岁卵巢功能衰竭，不再分泌雌激素，导致健康状况下降。早期会出现潮热、盗汗、乏力、心悸、睡眠障碍、抑郁、焦虑等，影响生活质量；中期会出现骨痛、反复泌尿生殖道感染等；晚期还会出现骨质疏松、心脑血管疾病和认知功能异常等。

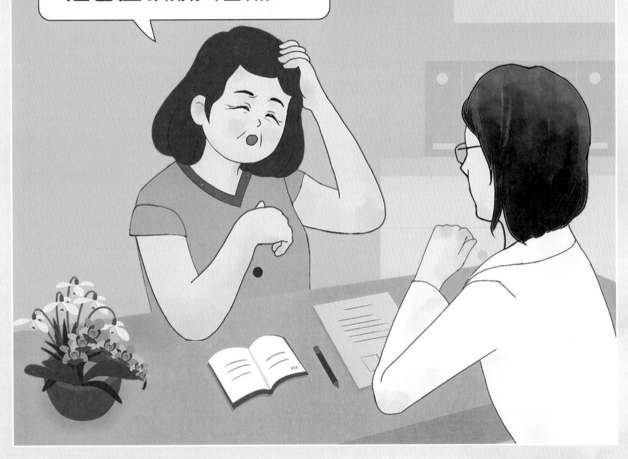

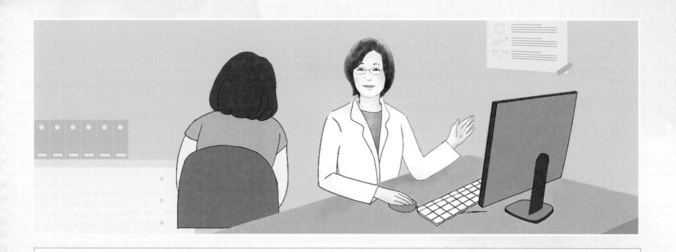

顺其自然可能导致以下结果：

（1）忍受绝经症状带来的痛苦，影响生活质量和家庭和谐。

（2）各种反复不适就医，生活质量下降。

（3）骨质疏松骨痛、骨折，严重者致残甚至致死。

（4）随着绝经，失去雌激素保护后，心脑血管疾病风险快速增加。

（5）认知功能下降。

因此，我们不应该顺其自然，应该抓住更年期这段时期做好预防。

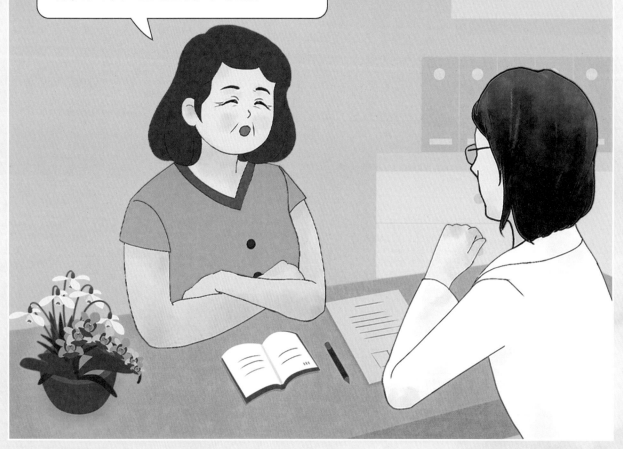

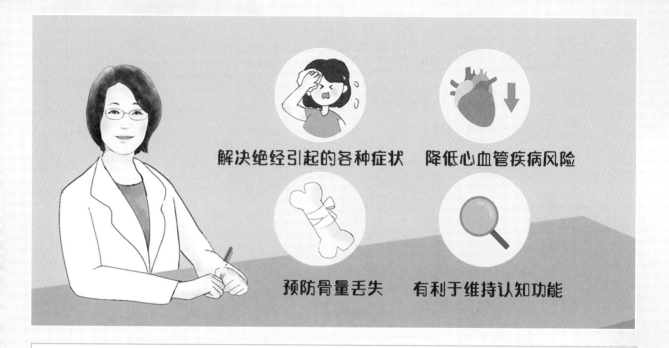

解决绝经引起的各种症状　　降低心血管疾病风险

预防骨量丢失　　有利于维持认知功能

补充雌激素可解决以下问题：
（1）绝经引起的各种症状，如潮热、盗汗、情绪异常、睡眠障碍等。
（2）预防骨量丢失。
（3）延缓和降低心血管疾病的风险。
（4）可能有利于维持认知功能。

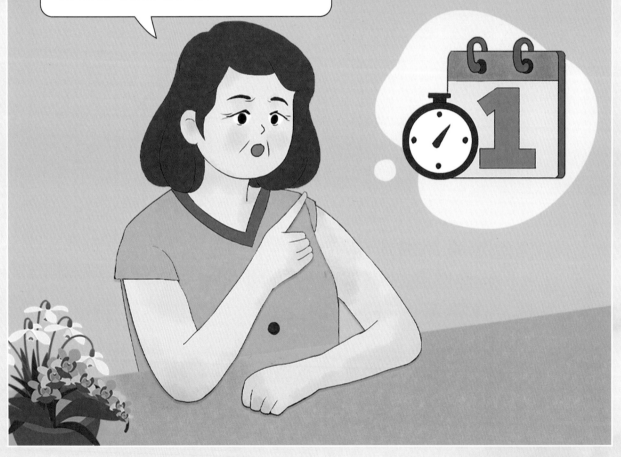

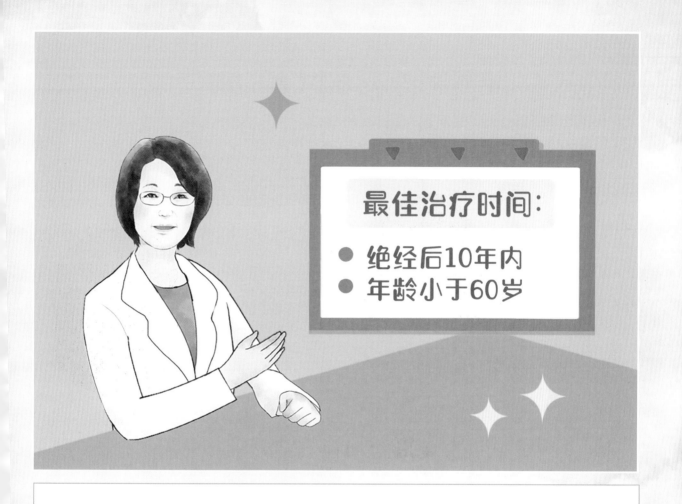

最佳治疗时间：
● 绝经后10年内
● 年龄小于60岁

绝经后越早治疗越好，开始治疗的时间最好在绝经后10年内和（或）年龄不超过60岁。

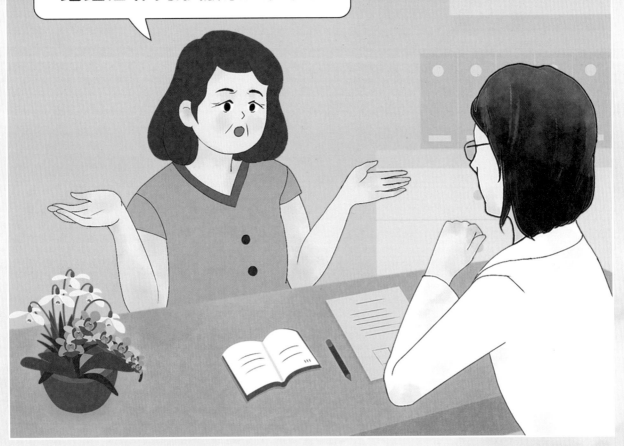

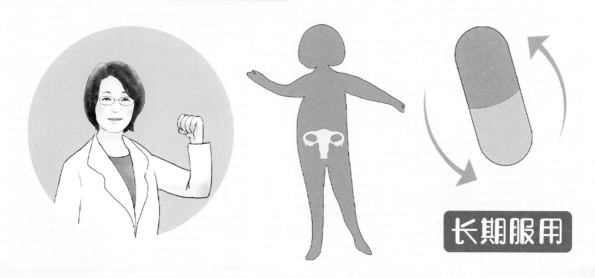

每年体检

长期服用

由于卵巢功能衰竭是不可逆的，绝经后也不可能恢复雌激素分泌，因此需要长期服用雌激素才能一直获益，未规定终止时间。人老了，机体会出现"故障"，建议每年固定时间体检一次，如果没有禁忌证，可以长期服用。

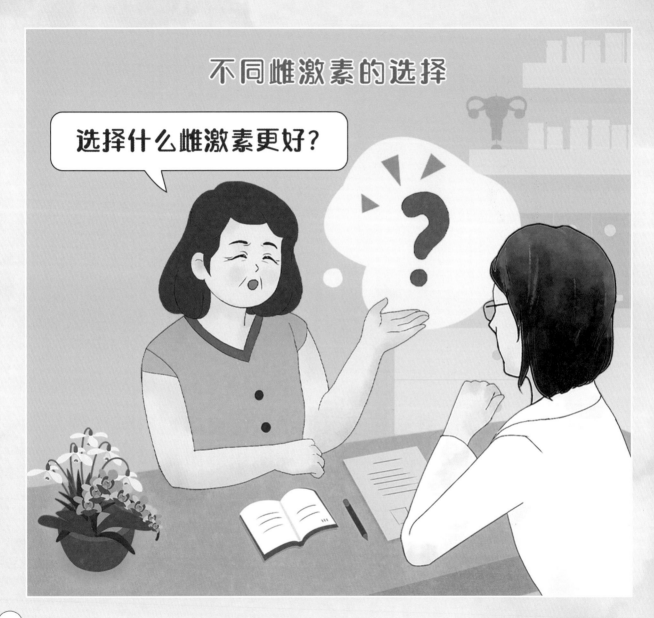

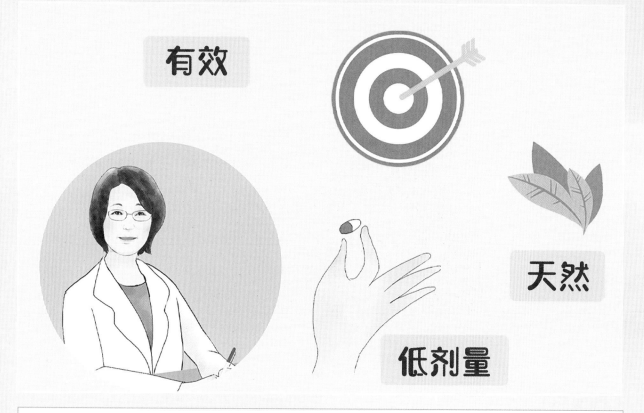

有效

天然

低剂量

雌激素治疗已经有70多年的历史。雌激素应该选择天然、有效、低剂量的产品。目前临床的产品都具备这些特征。

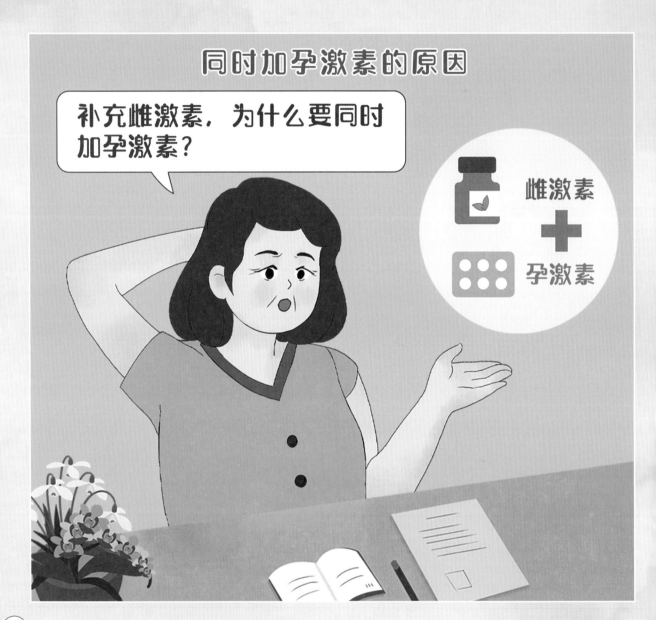

建立防护屏障

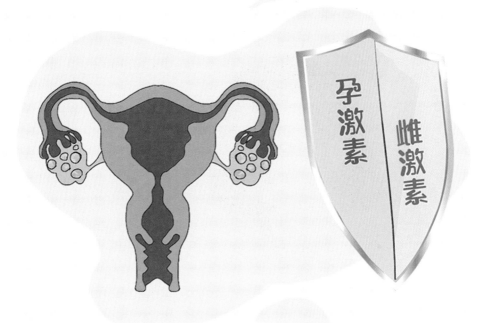

加孕激素是为了保护子宫内膜，因为单纯吃雌激素会使子宫内膜增生发生病变。

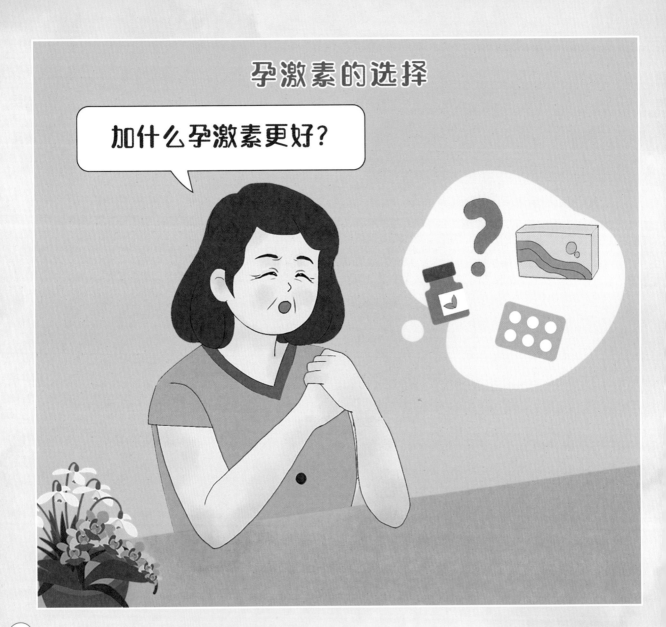

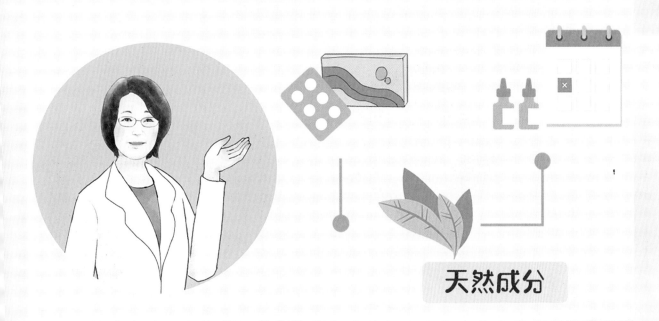

足量 —— 足疗程

天然成分

孕激素对乳腺有一定的作用，添加孕激素可以保护子宫内膜，但同时要考虑对乳腺的安全性。因此，要求选择天然或接近天然的孕激素，并且应该足量、足疗程。

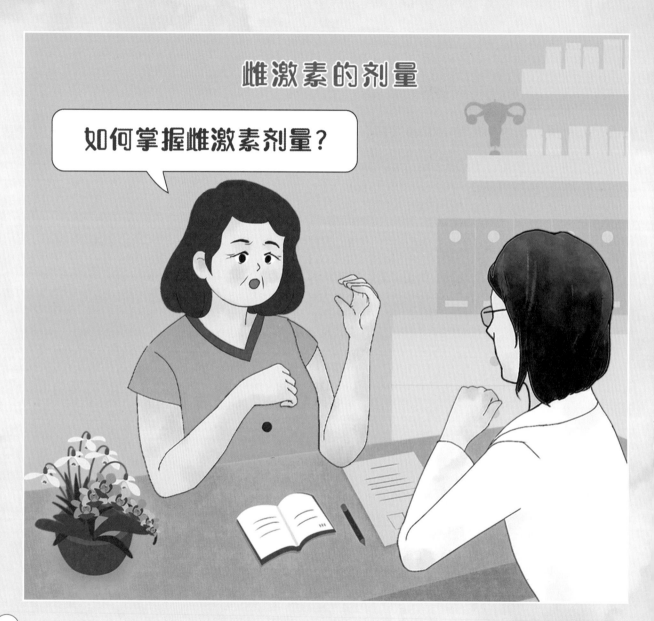

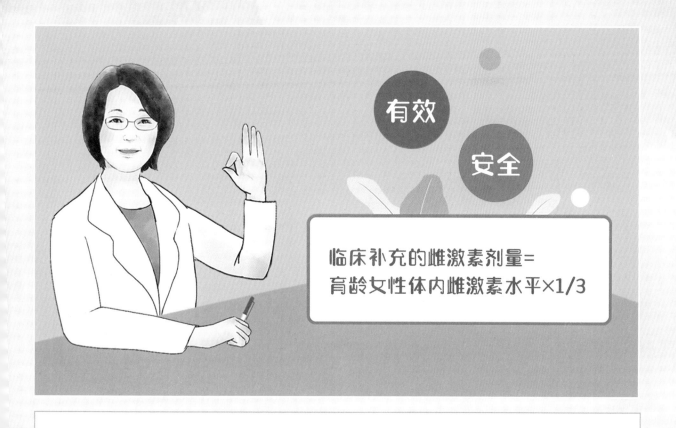

首先，要求有效，即能够改善症状、预防骨量丢失、降低心血管疾病风险；其次，要求安全，包括降低血栓风险等。目前临床补充的雌激素剂量为育龄女性体内雌激素水平的1/3左右。

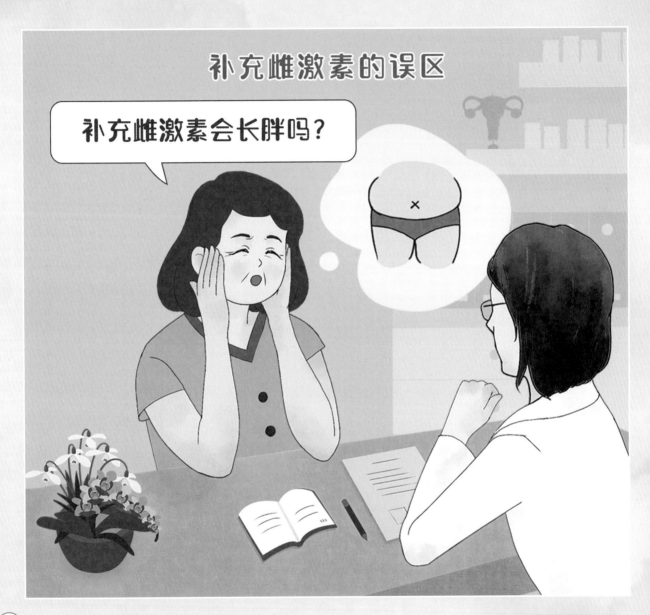

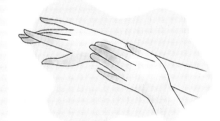

皮肤润滑

增加水分

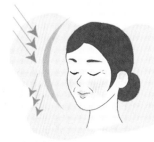

减少皱纹

不会。长胖是一个多因素问题，多吃、少运动是主要问题。绝经后女性长胖主要是由于雌激素缺少，并且原来分布在四肢的脂肪向腹部转移，因此有"千金难买老来瘦"的说法。雌激素有水钠潴留的作用，即锁住水分。因此，在吃了雌激素后有轻微的体重增加，是好事。水分会使皮肤润滑，减少皱纹。

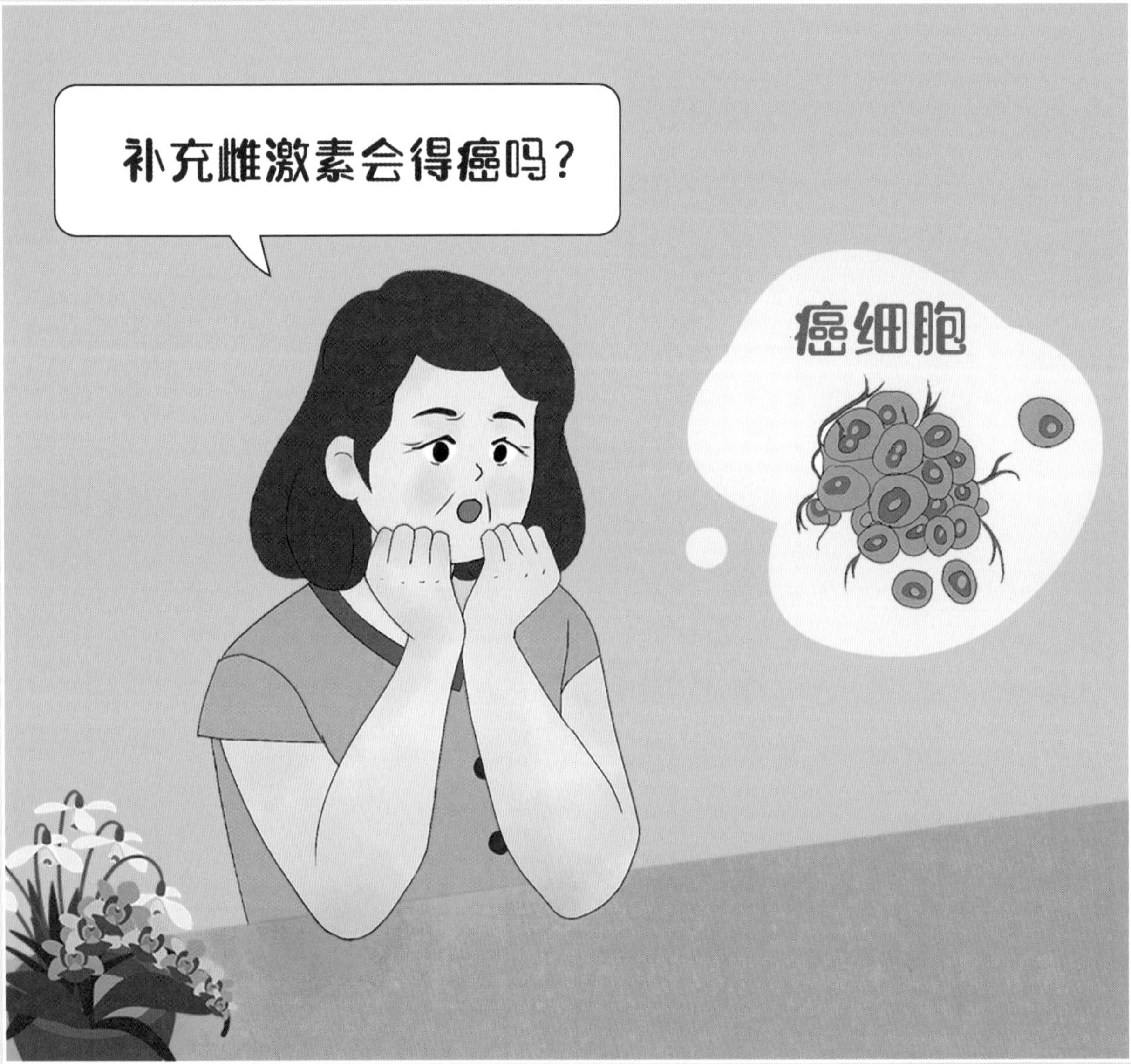
补充雌激素会得癌吗？
癌细胞

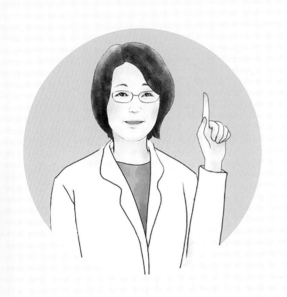

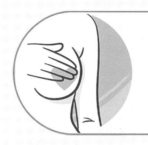
乳腺癌患者

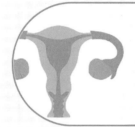
子宫内膜癌患者

一 不能服用 一

总体来说，补充雌激素不会增加患癌的风险。但乳腺癌、子宫内膜癌患者不能服用，雌激素会使这两种癌的病情加重。

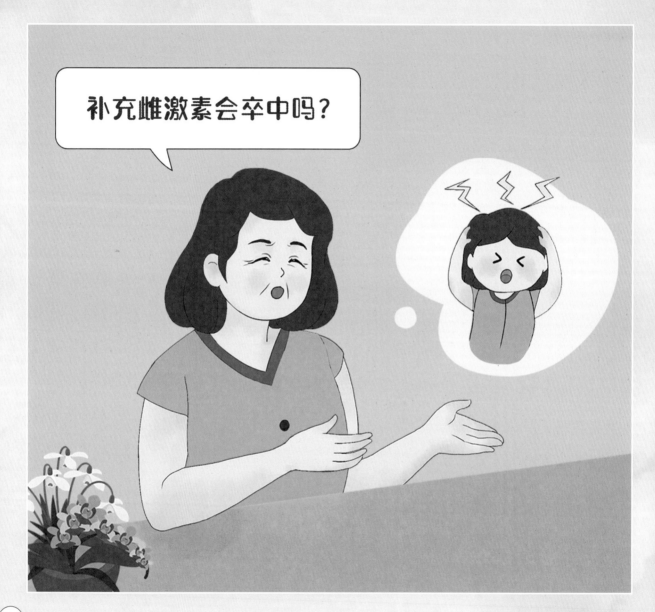

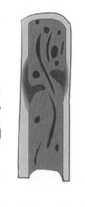

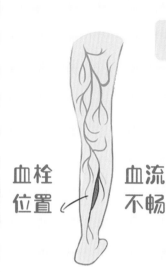

预防血栓

血栓
位置

血流
不畅

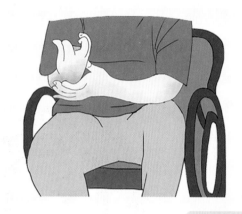

预防卒中

一般情况下，卒中是有一定病理基础的，例如已经有血栓形成并且血栓属于不稳定型的患者，往往年龄在65岁甚至70岁以上。如果女性绝经后在还没有血栓形成前补充雌激素，不仅不会引起血栓，还会有助于预防血栓。因此，预防血栓和卒中的关键是尽早补充雌激素。

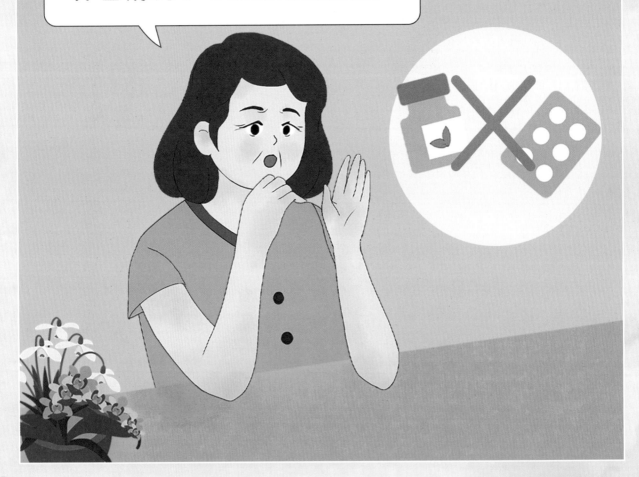

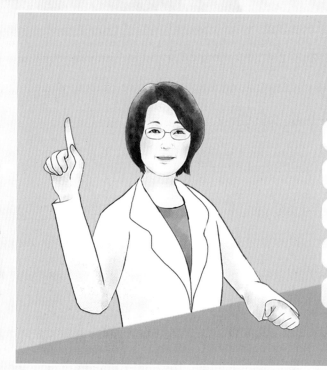

禁用情况

- ⊘ 乳腺癌患者
- ⊘ Ⅰ型子宫内膜癌患者
- ⊘ 严重的肝肾功能不全的患者
- ⊘ 近6个月内有血栓病史者
- ⊘ 重大疾病的中晚期患者

（1）乳腺癌患者，主要是雌激素受体阳性患者，禁用雌激素。

（2）Ⅰ型子宫内膜癌患者，禁用雌激素。

（3）有严重肝肾功能不全的患者、近6个月内有血栓病史者以及有重大疾病的中晚期患者等，都不可以服用雌激素。

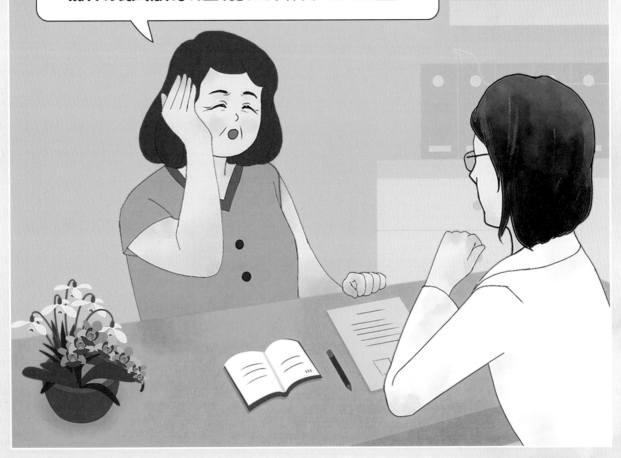

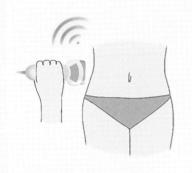

超声检查

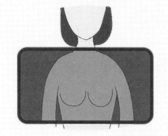

乳腺钼靶/超声

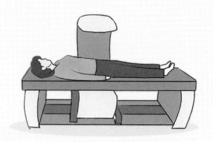

双能X线检查

对服用雌激素的健康女性来说，了解绝经状态可以为服用雌激素的方案提供依据，因此测定性激素水平、超声检查子宫附件情况是必需的。由于雌激素应用存在禁忌情况，在治疗前还应该排除乳腺癌、血栓性风险及其他疾病，相应的检查包括乳腺钼靶/超声、血脂、血糖等。由于绝经后女性骨量迅速下降，所以绝经后做一个双能X线骨密度检查也是必需的，其他则根据病史个性化考虑。

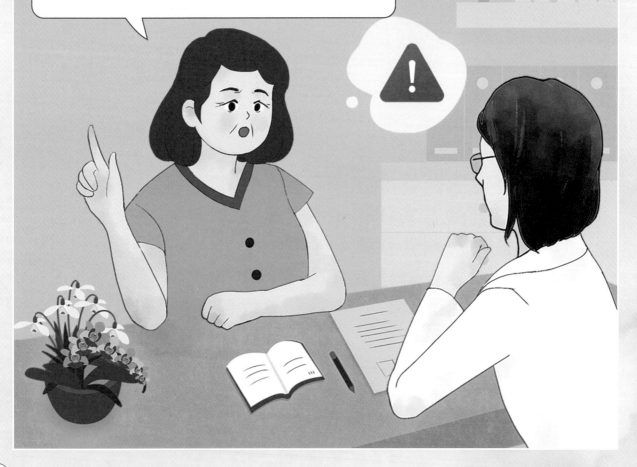

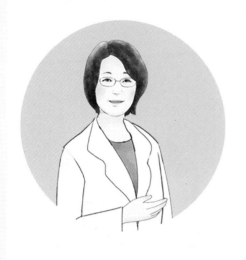
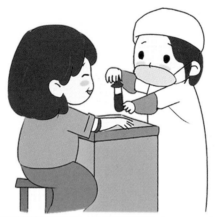
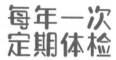

每年一次
定期体检

如果治疗前已经按规范做了相应的检查，服药期间只要按照医生的医嘱服用，不要漏服即可。在服药期间，有些妇女会出现乳房胀痛，绝经后的女性会出现分泌物甚至少许阴道出血，不用紧张，可以继续服用。

由于机体老化是必然趋势，因此每年一次系统体检十分重要，评估利弊以决定是否继续服药。

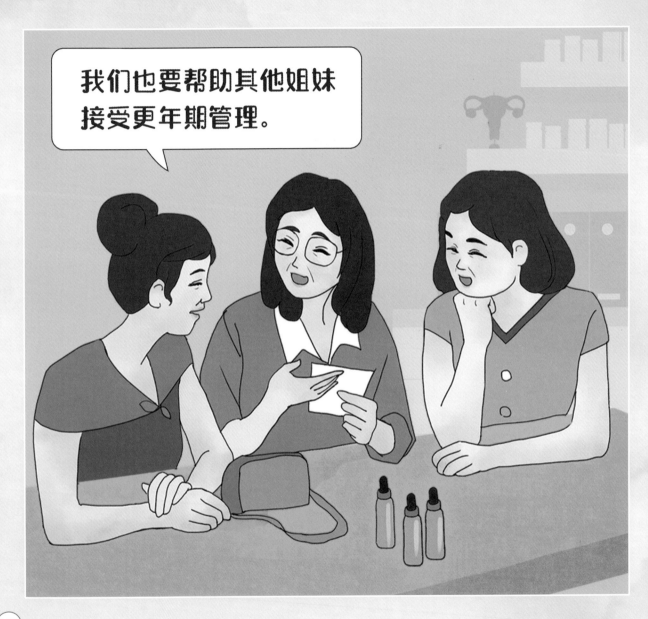

要点提示

* 女性更年期与更年期出现的相关健康问题的本质是卵巢功能衰竭导致的低激素状态，尤其是雌激素；因此，补充激素是治疗和预防更年期相关健康问题的重要措施。

* 本着"缺什么补什么"的原则，通过补充激素治疗可以大概率解决绝经相关问题。

* 老百姓对激素的恐惧是因为不了解激素及其对人体的重要性，不了解食品药品监督管理局（FDA）对药品的管理原则，不了解医务人员使用药物的原则。这些误区导致很多女性忍受着更年期症状的煎熬和相关健康问题风险的增加。

* 规范使用激素治疗，可以使获益大于风险。

更年期保健需要多学科团队保驾护航

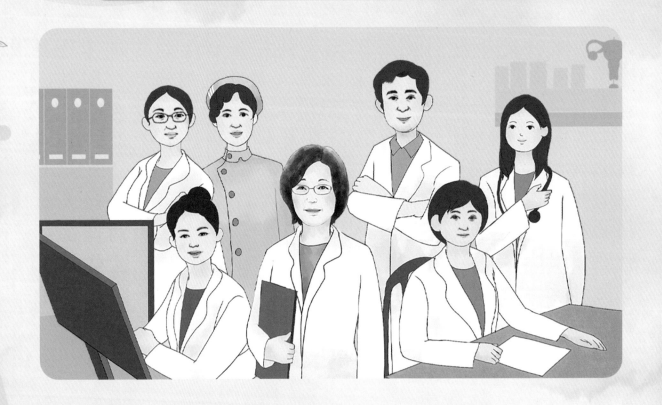

- 更年期是多种恶性肿瘤的高发期，因此我们需要妇科肿瘤专家的保驾。
- 更年期也是盆底疾病的好发期，因此我们需要盆底疾病专家的献计。
- 更年期的多系统问题，我们需要专门的临床团队研究。
- 更年期女性问题众多，我们需要专业的护理团队答疑解惑。

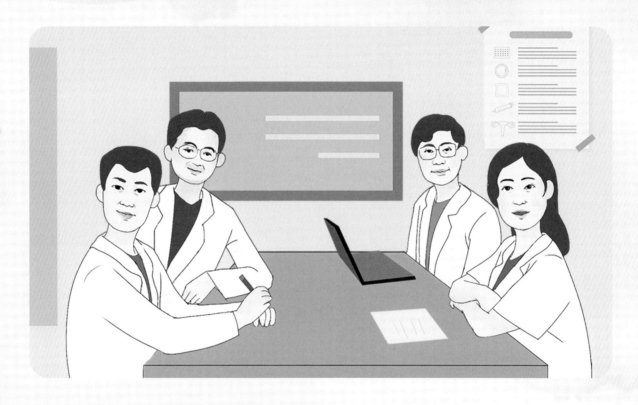

● 更年期健康问题还有多种解决途径，我们需要中医、营养、骨质疏松、心血管等专家护航。

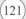

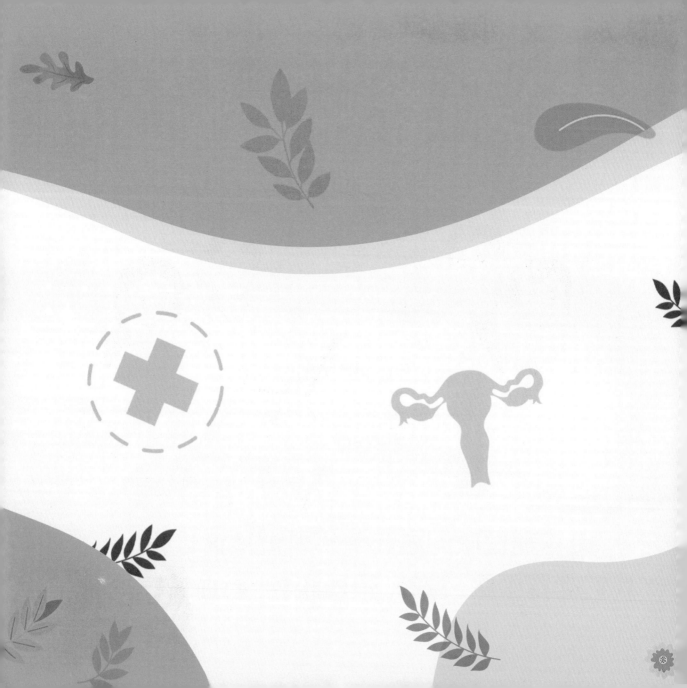